Das verlorene Paradies

Gudrun Sarampoi

D1698412

Das verlorene Paradies

Gudrun Sarampoi
Ein homöopathisches Lesebuch

ISBN 3-937448-00-4

Copyright © 2003 by
Liberta Verlag
Inh. Sascha Schynkaruk
Druck und Verarbeitung: Druckerei Engelhardt GmbH, Neunkirchen
Alle Rechte vorbehalten
Printed in Germany 2003

Danksagung

Diese Buch widme ich meinem jüngsten Sohn Nils, der mir den Weg gezeigt hat, Veränderungen, welche in meinem Kopf stattfanden, auch in die Tat umzusetzen. Danke auch meinen beiden älteren Söhnen Boris und Sascha, die mich während meines Studiums der Homöopathie ermuntert und immer wieder bestärkt haben, weiter zu machen, wenn ich müde und verzweifelt war.

Mein besonderer Dank gilt meinem Guru Muniradji, dem ich nur einmal im Leben persönlich begegnet bin, der mein Leben aber völlig veränderte.

Vielen lieben Dank auch meinen tollen Homöopathieschülern, die mich immer wieder moralisch stärken, wenn ich manchmal zweifelte, ob dieses Buch denn nötig war. Danke auch meiner lieben Frau Ira Tucker, die als meine Lehrerin in mir den Funken der Begeisterung für die Klassische Homöopathie weckte.

Danke, allen Homöopathen, die auf der ganzen Welt bemüht sind, im Geiste unseres großen Lehrmeisters Samuel Hahnemann zu arbeiten um unsere schöne Welt wieder ein Stück lebenswerter zu gestalten.

Die wunderschönen Bilder zu den einzelnen Mittelbildern sind unter anderem von der Künstlerin Annegret Schmelzer, die sich mit großem Einfühlungsvermögen in die Welt des Immateriellen gewagt hat.

Der Einband ist nach einem Bild meines Sohnes Nils gestaltet, Danke Nils, für die wundervolle Gestaltung des Baumes der Erkenntnis.

Mein Dank gilt ebenfalls Gudrun Andres, der ich das wunderschöne gezeichnete Portrait von Samuel Hahnemann verdanke.

Wir sind das, was wir denken
(Dhammapada)
Much, den 30.09.03

Vorwort

Die folgenden Kapitel über die 10 Mittelbilder in denen ich die Geistes-
und Gemütssymptome beschreibe, haben alle etwas gemeinsam!
Sie haben alle mit den verheerenden Schädigungen zu tun, die durch
Impfungen ausgelöst werden. Impfungen haben immer schon gescha-
det, aber früher wurden Einzeldosen verabreicht und der Impfkalender
der Gesundheitsämter war nicht gespickt mit Mehrfachimpfungen, wie
das heutzutage leider der Fall ist.
Vor allen Dingen waren die Menschen vor dem Krieg noch nicht so
krank wie heute. Unsere Kinder kommen heute schon ziemlich krank
auf die Welt, aber anstatt dem kleinen Organismus zu gestatten, sich
selbst zu regenerien, werden sie gerade im entscheidenden Lebensalter zu Tode oder zu Krüppeln geimpft. Wenn diese Kinder das Glück
haben die verschiedenen Impfattacken zu überleben, entwickeln sie
dann mit der Zeit Geistes- und Gemütszustände, wie ich sie in den folgenden Kapiteln beschrieben habe.
Hier und jetzt appelliere ich noch einmal dringend an alle Eltern! Lassen Sie sich nicht von Ärzten und Gesundheitsämtern zum Impfen nöti-
gen. Es gibt keinen Impfschutz durch Impfseren - aber es gibt Millionen
krankgeimpfter Kinder!

Much, den 30. September 2003

Gudrun Sarampoi
(Heilpraktikerin)

Praxis für Klassische Homöopathie ‚Dozentin und Supervisorin für Homöopathie

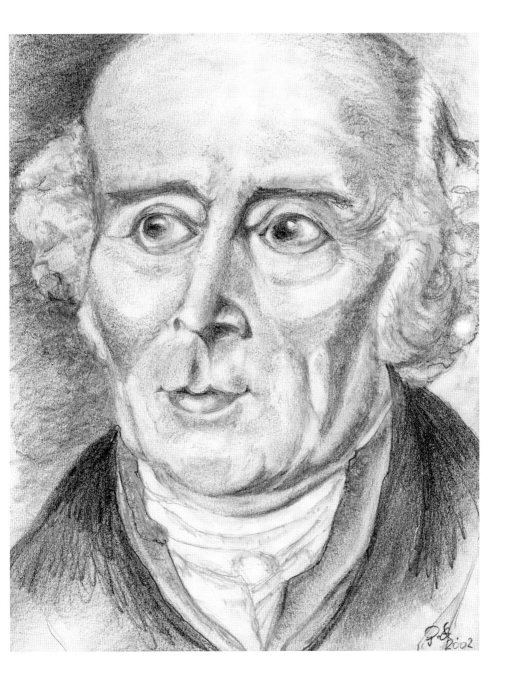

Inhaltsverzeichnis

Kapitel I
Vom Leiden und Heilen

Samuel Hahnemann, geboren 1755 in Meißen, war der Begründer der
Klassischen Homöopathie.
Sein Vater war Porzellanmaler in der Porzellanmanufaktur in Meißen
und ein sehr gelehriger, aufrechter Mann. Schon in frühester Jugend
wurde Samuel zum selbstständigen Denken erzogen und sein Vater
stellte ihm immer wieder Fragen, die Samuel in der Abgeschlossenheit
seiner Kammer überdenken musste.
Dadurch entfaltete sich bei Hahnemann schon früh die Fähigkeit, beim
Lernen und Zuhören niemals der leidende Teil zu sein. Sein Vater leb-
te, arbeitete und lehrte nach hohen humanistischen Idealen und diese reichte er an seinen Sohn Samuel weiter. Diese Ideale sollte später
zum Zentrum seines Schaffens, zum Mittelpunkt der Homöopathie werden, indem der Gesunde im tiefsten Sinn....zur zentralen Größe der Arz-
neimittelfindung wurde.
Hahnemann besuchte die sächsische Landesschule St. Afra und er blieb
dem Wahlspruch dieser Schule sein Leben lang verbunden.
„Aude sapere – wage es, weise zu sein!"

Hahnemann interessierte sich schon früh für die Medizin, er fand schließlich einen Gönner, der ihm das Studium der Medizin an der medizinischen Fakultät Leipzig ermöglichte. Schon in den ersten Jahren an der
Universität beschlichen ihn Zweifel hinsichtlich der damaligen Behand-
lungsmethoden. Er verließ die Universität Leipzig und beendete sein
Medizinstudium an der Fakultät in Wien. Im Frühjahr 1779 kehrte Hahnemann nach Deutschland zurück und legte in Erlangen sein Doktor-
examen ab.
Schon bald nach der Eröffnung einer eigenen Praxis enttäuschte ihn die
Medizin alter Schule, denn er konnte seinen Patienten nicht helfen, und

konsequent wie er war, gab er seine Tätigkeit als Arzt auf und hielt sich mit Übersetzungen, kleinen Schriften und medizinischen Abhandlungen, sowie der Chemie über Wasser.

Als Hahnemann im Jahre 1790 die Materia Media von dem damals sehr berühmten Arzt Dr. William Cullen übersetzte, versetzte er dessen Werk mit vielen Fußnoten, blieb also auch in seiner Übersetzertätigkeit nicht der leidende Teil. Um eine These von Cullen („Chinarinde stärkt den Magen") zu wiederlegen, machte er den berühmten Versuch mit der Chinarinde, um die Ähnlichkeitsregel, nämlich sein „Similia similibus Curentur" - ähnliches möge durch ähnliches geheilt werden, zu untermauern. Diese Regel stellt das Heilgesetz der Klassischen Homöopathie dar. Er unternahm also besagten Selbstversuch, indem er eine Dosis Chinarinde einnahm und die Wirkung war verblüffend!

Die Chinarinde erzeugte bei ihm Symptome, die er vom Wechselfieber her kannte, sogar die gesamte Symptomatik des Wechselfiebers trat bei ihm auf um nach einiger Zeit wieder zu verschwinden. Er zog daraus eine eindeutige Konsequenz:

Nicht weil die Chinarinde den Magen stärkt, heilt Chinarinde das Wechselfieber, sondern weil die Chinarinde bei einem Gesunden die Symptome erzeugen kann, die dem des Wechselfiebers ähnlich sind:

Denn ähnliches heilt Ähnliches!

Bei diesem Phänomen handelt es sich um eine sogenannte Kunstkrankheit, d.h. den bei einem Gesunden durch die Arznei erzeugten Symptome waren die zu heilenden Krankheiten gegenüber zu stellen. Im Laufe der Zeit kam Hahnemann im Zuge seiner Mittelprüfungen darauf, die Mittel nicht mehr in Urtinktur zu verwenden, da diese häufig schädigende Nebenwirkungen zeigten.

Er potenzierte seine Mittel, d. h. Er verdünnte die Mittel. Es zeigte sich, dass die Mittelwirkung sich verstärkte, je mehr er die Mittel verdünnte.

Ab der Lohschmidt`schen Zahl, also der C12 verlassen wir den materiellen Bereich. Vom Ausgangsmolekül des Mittels ist nichts mehr nachweisbar. Jenseits der C12 wirkt nur noch die energetische, geistartige Kraft.

In der Klassischen Homöopathie wird die Gesundheit in drei Ebenen unterteilt:
Körperlich, geistig und seelisch.
Wie definieren wir Homöopathen Gesundheit? Die geistige Gesundheit zeigt sich in einer positiven Einstellung zum Leben, zu seinen Mitmenschen, zur Natur und zu allen Lebewesen, die die Erde bevölkern. Er respektiert die Naturgesetze, betätigt sich als Heger und Pfleger der Natur und der Tierwelt und bemüht sich somit, die Erde für künftige Generationen lebenswert zu erhalten.

Der geistig gesunde Mensch entdeckt seine Kreativität und er kann sie umsetzen, seine Ausdrucksweise und seine Gedanken sind klar und er kann sich seiner Umgebung mitteilen. Der Mensch wird frei von den ihn überwältigenden negativen Gedanken, Gewinn- und Machtstreben. Auf der emotionalen Ebene zeigt sich Gesundheit in einem Freisein von destruktiven Gefühlen, wie Neid, Rache, Hass, krankhafter Eifersucht und den verschiedenen Formen von Ängsten.
Das soll jedoch nicht heißen, da wir frei sein sollen von jeglichen Gefühlen, sondern wir sollen in der Lage sein, unsere Gefühle so zu steuern, dass sie unseren Geist nicht überwältigen. Eine gesunde Angstreaktion ist lebenserhaltend, denn sie ist dazu da, uns vor bestimmten Situationen zu schützen und zu warnen. Als unbegründeter Dauerzustand ist Angst lähmend und hindert den Menschen an seiner weiteren Entwicklung.

Auf der körperlichen Ebene zeigt sich Gesundheit im harmonischen Gleichklang aller Organe und Systeme, im gesunden Zustand spüren wir unsere Organe nicht. Krankheit bedeutet immer eine Einengung der Wahrnehmung, und damit auch immer eine große Einschränkung seiner persönlichen Freiheit. Gesundheit bedeutet Freiheit auf allen 3 Ebenen.

Da die Homöopathie auf einem Urgesetz beruht, läuft jegliche Heilung auch immer nach dem gleichen Schema ab: Sie setzt an der geistigen

Ebene an, geht dann über auf die emotionale Ebene und die letzte Wirkung hat sie auf der körperlichen Ebene!

Beispiel:
Ein Kind mit einem Geburtstrauma, auf das sich später noch Schocks in Form von Missbrauch und körperlicher Gewalt aufgepfropft haben, zeigt in der Anamnese so gut wie keine körperlichen Symptome mehr. Im Laufe der Behandlung führe ich das Kind wieder auf die körperliche Ebene zurück, es bekommt Kinderkrankheiten und Infekte, ist also auf einer höheren Gesundheitsstufe angekommen. Ausgesprochen deutlich zeigt sich dieses Schema bei der Behandlung von psychisch Kranken!
Die Depressionen, Panikattacken, zwanghafte Handlungen und Angstneurosen verschwinden mit der Zeit. An ihre Stelle treten dann körperliche Symptome und der Kranke kann auch wieder an einem akuten Infekt erkranken, aber der Infekt verläuft wesentlich leichter und vor allem Dingen viel kürzer. Diese Symptomatik wird dann abgelöst durch körperliche Beschwerden, welche dann ebenfalls während der Behandlung verschwinden.

Wenn wir homöopathisch behandelt sind, gehen wir mit der Zeit auch viel natürlicher mit uns und unserer Umwelt um....
Bei den meisten meiner Patienten zeigt sich bei einer längeren Behandlungsdauer ein spürbarer Wandel ihrer Lebensgewohnheiten. Der Patient beginnt kritisch zu hinterfragen, was er isst, was er trinkt, er liest sich die Inhaltsangaben seiner Lebensmittel gründlicher durch und er wird viel kritischer seiner Umwelt gegenüber. Mit der Zeit wird der homöopathisch behandelte Mensch wirklich zu dem was er eigentlich immer schon sein sollte, nämlich zum Heger und Pfleger seiner Mutter Erde und damit auch des gesamten Universums..
Sich selbst ähnlicher zu werden, heißt auch, sich zu erkennen, wer bin ich......erst dann kann ich auch leben, was ich bin! Eine Heilung in der Klassischen Homöopathie verläuft immer nach den gleichen Regeln:

Das Hering`sche Gesetz:
Immer von innen nach außen
Von oben nach unten
In umgekehrter Reihenfolge ihres Auftretens.

Müsset im Naturbetrachten
immer eins wies andere achten,
nichts ist drinnen, nichts ist draußen,
denn was innen, das ist außen!
(Johann Wolfgang von Goethe)

In der Klassischen Homöopathie wird fast ausschließlich mit Hochpotenzen und einmaliger Mittelgabe gearbeitet, mehrere Mittel auf einmal, also Komplexmittel zu verabreichen, betrachten wir Klassischen Homöopathen als Bastardhomöopathie!

Ein Patient, der sich zu einer homöopathischen Behandlung entschlossen hat, hat meist schon einen langen Irrweg und viele Jahre unendlicher Leiden hinter sich. Er hat schon alle schulmedizinischen Therapien und die verschiedenen naturheilkundlichen Richtungen ausgekostet, bis er sich dazu entschließt, auch noch die Homöopathie auszuprobieren. Um mit seinen Worten zu sprechen: "Schaden kann sie ja nicht!"
Und dies ist ein großer Irrtum! Unsachgemäße Handhabung homöopathischer Medikamente kann ebenfalls wie die schulmedizinischen Medikamente zu schweren Schädigungen führen. Wiederholte falsche Mittelgaben verwischen mit der Zeit das Symptomenbild und der Fall ist auf immer verloren.
Die meisten Patienten kommen mit höchst verschwommenen Vorstellungen in meine Praxis, in der Regel wissen sie nicht, was sie bei mir erwartet, sind daher sehr ängstlich und unsicher. Bevor ich überhaupt mit der Anamnese beginne, frage ich den Patienten, mit welchen Erwartungen er in meine Praxis kommt und ich erkläre meinerseits dem Patienten den ungefähren Ablauf einer homöopathischen Behandlung.

Das wichtigste überhaupt ist es, dem Patienten klar zu machen, wie wichtig seine Mithilfe und absolute Hingabe an den Heilungsprozess sind. Dem Patienten muss während des Anamnesegespräches klar werden, wie wichtig er als Person ist, dass er der zentrale Punkt ist, um den sich alles dreht und das ohne seine Selbstverantwortung eine homöopathische Behandlung sinnlos ist.

Schon während dieses Vorgespräches erfahre ich sehr viel über den Patienten und seine Einstellung zu sich selbst. Ich bin auch heute noch oft erstaunt, in welch einem geringen Maße sich manche Patienten selbst wahrnehmen. Sie haben das Vertrauen in ihre ureigenen Sinne mit den Jahren fast völlig verloren, weil ihnen ja immer ein „Doktor" gesagt hat, wie sie sich zu fühlen haben. Somit wird während einer homöopathischen Therapie der Patient nicht nur behandelt, sondern er wird auch sehr intensiv geschult, sich und seine Umwelt als Ganzes wahrzunehmen. Sehr ängstliche Patienten sind dann immer ein Problem, weil sie ihren Wahrnehmungen ja ein Leben lang davon gelaufen sind. Deshalb haben wir homöopathischen Ärzte es ja mit so vielen Suchtproblemen zu tun, weil alle Formen von Süchten den Patienten von seiner eigentlichen Problematik ablenken sollen.

Es ist schon vorgekommen, dass ich dem Patienten während einer Anamnese riet, doch lieber weiterhin in schulmedizinischer Behandlung zu bleiben, da er nicht bereit sei, sich mit seinem Leiden auseinander zu setzen und die Verantwortung für sich mir überstülpen wollte, wie er das ja jahrelang mit der Schulmedizin praktiziert hat. Meist machen diese Patienten auch während der Behandlung gar nicht erst den Versuch, ihren Lebensstil und somit ihn krankmachende Dinge zu verändern.

Gott sei Dank sind diese Patienten recht selten geworden, da in zunehmendem Maße die Menschen bereit sind, sich nicht mehr kritiklos und willenlos der seelenlosen Apparatemedizin anzuvertrauen, sondern sie sind immer öfter bereit, ihr Schicksal selbst in die Hände zu nehmen.

Aus dem Leiden der Seele geht
alle geistige Schöpfung hervor
und jeglicher Fortschritt
des geistigen Menschen
(C.G. Jung)

Homöopathische Behandlung setzt immer eine bestimmte, geistige Reife beim Patienten voraus, er muß in der Lage sein, sich mit seinem Leiden, gleich auf welcher Ebene, ob körperlich, geistig oder seelisch, auseinander zu setzen. Homöopathie heißt „ähnliches Leiden", es sagt eigentlich schon alles aus, was über die Behandlung gesagt werden muss. Freud und Leid gehören zusammen wie Licht und Schatten, dass eine wäre ohne das andere nicht denkbar. Patienten, die wenig oder gar keine Ahnung von der Heilungsweise der klassischen Homöopathie haben, tun sich oft sehr schwer, die Reaktion eines Mittels auszuhalten. Hierbei ist wieder der sehr enge Kontakt zu seinem Homöopathen gefragt, der ihn dann auffangen kann, wenn der Patient durch die eventuelle Verschlechterung seines Zustandes in eine Krise gerät. Hat er einmal begriffen, dass die Verschlimmerung seiner Symptome keine wirkliche Bedrohung darstellt und meist schon nach einigen Tagen verschwindet, ist er meistens bereit, auch Schmerzen ohne die Einnahme von chemischen Schmerzmitteln auszuhalten.

Die Patienten, welche sich zu einer homöopathischen Behandlung entschließen, geben ihre Verantwortung nicht einfach im Wartezimmer des behandelnden Arztes ab, sondern sie sind bereit, ihr Schicksal selbst in die Hand zu nehmen. Hat der Patient sich zu einer homöopathischen Behandlung entschlossen, gehen Homöopath und Patient eine enge Beziehung ein, denn für beide beginnt nun ein manchmal sehr mühevoller, langer und beschwerlicher Weg, den sie gemeinsam bewältigen müssen.
Oft wird den Patienten der Mut verlassen und der Homöopath muss bereit sein, den Patienten in seiner Krise aufzufangen, ihn zu stützen

und zu ermutigen, seinen Weg trotz inneren und äußeren Widerstände weiter zu gehen. Von außerordentlicher Wichtigkeit ist es, dass die Familie des Patienten ihm zur Seite steht, indem sie es akzeptiert, dass er sich in die Hände eines Homöopathen begeben hat.

Mit der Zeit verinnerlicht der Patient die Klassische Homöopathie und wird nicht mehr so anfällig gegen die Anfechtungen von außen. Wir werden niemals frei von Leiden sein, aber durch die heilsame Kraft der Klassischen Homöopathie werden wir in der Lage sein, uns ohne bleibende Schäden von Schicksalsschlägen zu erholen und das Leben in seinen mannigfaltigen Formen und Anforderungen anzunehmen und zu erleben!

Im Laufe der homöopathischen Behandlung, vor allen mit Einzelgaben von Hochpotenzen in langen Abständen verändert sich der Patient auf allen drei Ebenen. Destruktive Zellen, destruktive Gedanken und destruktive Emotionen verlassen den Patienten mit der Zeit, er gesundet an Körper, Geist und Seele. Durch diese tiefgreifenden Veränderungen wandelt sich mit der Zeit seine Haltung gegenüber dem Leben manchmal auf dramatische Art und Weise.

Die Veränderung des Patienten hat auch große Auswirkungen auf sein Umfeld. Durch die positive Ausstrahlung und vor allen Dingen durch die geistige Veränderung ist dieser Patient in der Lage, die Welt in kleinen Schritten positiv zu verändern. Die Menschen begegnen sich auf einer höheren Ebene, sie achten die Würde eines jeden Lebewesens, sie können in Liebe und Achtung miteinander umgehen und leben, sie können das Anderssein annehmen und respektieren!

Wir müssen uns bewusst sein, dass sich das ganze Leiden der Menschheit in jedem einzelnen Menschen spiegelt und nur dann können wir es ändern, nämlich indem wir anfangen, uns gut zu behandeln und auf uns acht zu geben. Wir müssen endlich erkennen, dass wir das Leid, was wir unseren Mitkreaturen, egal ob Mensch oder Tier zufügen, letztendlich uns selbst antun.........

Fast jeder Heiler hat einen steinigen, leidvollen Weg hinter sich gebracht. Erst durch eigene, schmerzvolle Erfahrungen hat der Homöopath genügend Mitleid in sich, um seiner Berufung mit ganzer Kraft und Hingabe zu folgen und sich mit Leib und Seele der Heilkunst am kranken Menschen zu widmen.

Vithoulkas sagte einmal, zum Heilen gehört Liebe!

Dem kann ich nur aus ganzem Herzen zustimmen, täglich müssen wir unsere Patienten so behandeln, als wären sie unser Fleisch und Blut.

Erst wenn der Heiler sich in die Lage des Patienten versetzen kann, indem er sich fragt, wie würde ich gerne behandelt, kann er seinen Patienten aus vollem Herzen annehmen und ihn behandeln, wie es sich für einen Arzt gehört, nämlich mit Mitleid und liebevoller Anteilnahme.

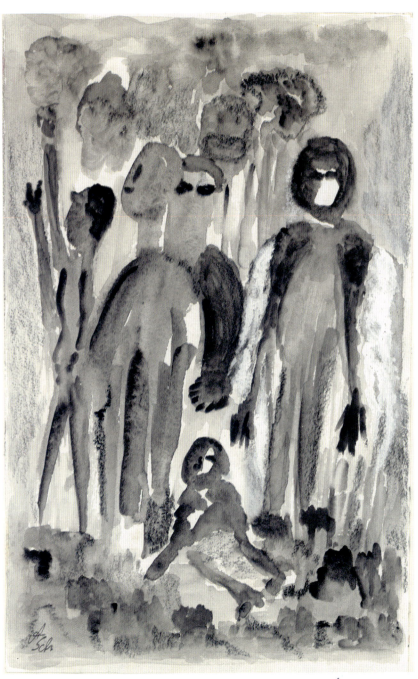

Anacardium

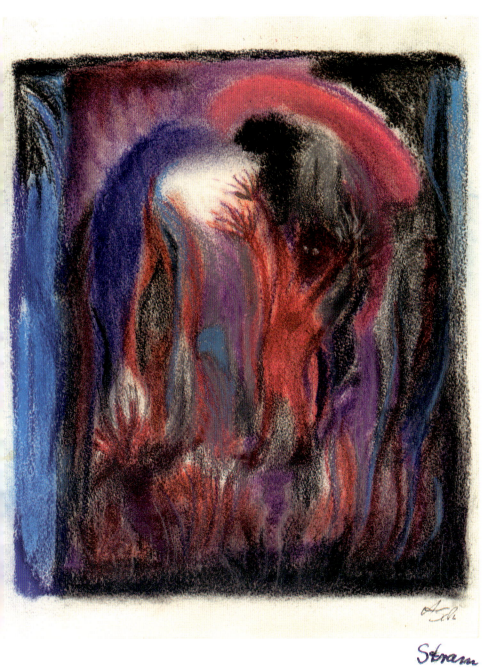

Stram

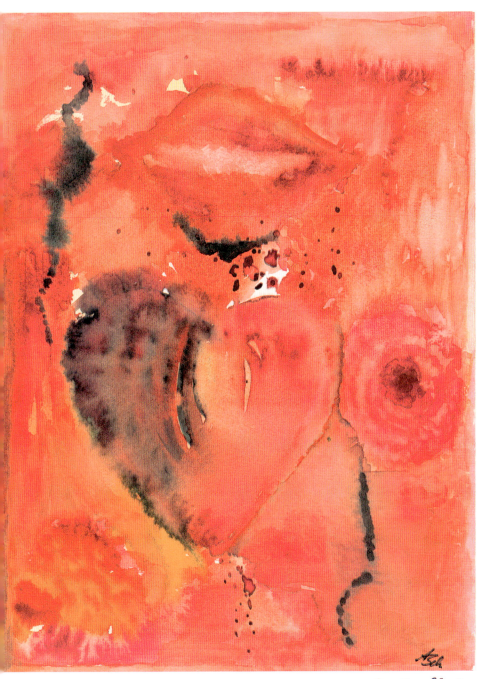

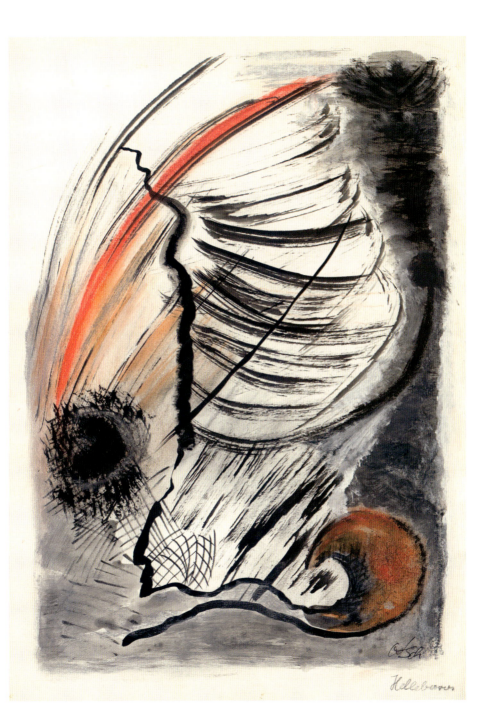

Hildebrand

Kapitel II

Göttlichkeit und die Gesetzmäßigkeit der Klassischen Homöopathie

Die Hölle in uns selbst und um uns mit,
Und nicht vermag er aus der Hölle sich,
Sowenig als sich von sich selbst zu lösen,
Nicht einen Schritt, wo er sich auch befinde;
Es ruft nun das Gewissen, die Verzweiflung
Aus ihrem Schlummer in ihm wach und weckt
Die bittere Erinnerung daran,
Was einstens war und ist, und wird, aus ihm,
Und schlimmer werden wird, denn schlimmre Tat
Folgt auf dem Fuße schlimmres Leiden nach.
Das verlorene Paradies
(John Milton)

Wird man Homöopath, ist man gezwungen, sich mit dem Thema Gott und dem Herauswurf aus dem Paradies auseinander zu setzen. Den Akt der göttlichen Schöpfung unseres Universums zu verleugnen, hieße auch das homöopathische Heilgesetz zu leugnen! Der Menschheit systematische Zerstörung hat seinen Ursprung in seinem Herauswurf aus dem Paradies! Er verlor seine Unschuld.
Studieren wir die Miasmenlehre Hahnemanns, also die Lehre von den chronischen Krankheiten, wird uns die wahre Natur und damit auch der Ursprung jeglicher Krankheit offenbart. Die chronischen Miasmen sind der Lohn der Sünde, denn als der Mensch seine Unschuld verlor, missachtete der die 10 Gebote Gottes; und die Psora, die Syphilis und

die Sykosis konnten sich wie ein Flächenbrand ausbreiten. Dr. J.H. Allen schreibt in seinem Buch, "Die chronischen Miasmen:" Der Mensch war der Ungehorsame und durch seinen Ungehorsam kam die Krankheit. "Der Lohn der Sünde ist der Tod".

Die Natur kann in gewisser Weise dabei behilflich sein, im Menschen die verschiedenen Krankheiten hervor zu bringen, aber die Natur wurde bis nach dem Sündenfall nicht zu seinem Feind! Ja, auch die gesamte Natur ist pervertiert, da durch den Sündenfall des Menschen alles unter denselben Fluch gerät. Warum sollten wir deshalb dem Klima oder den Elementen der Natur, den Bakterien oder den Mikroorganismen die Schuld zuschieben, wenn der Schöpfer uns klar und deutlich sagt, dass hinter allen Krankheiten die Sünde steht, deren Erbe der Mensch ist?

So ist es; „Und gleich sie nicht geachtet haben , dass sie Gott erkennen, hat sie Gott auch hingegeben, im verkehrten Sinn, zu tun, was nicht taugt, oder elner Gesinnung ohne Urteilsvermögen", wie es in einer neuen Übersetzung der Bibel heißt:

„Sein Geist ist leer von Urteilskraft", Römerbrief 1, Vers 28.
Der Mensch wandelt auf der Erde herum, nach der Wahrheit Ausschau haltend und er kann sie nicht finden. Wenn er seinem Wort nicht glaubt, verlässt er seinen Schöpfer, der die Quelle all unseres wahren Wissens ist.(Zitat Ende).

Gott ist kein strafender Gott, sondern er hat uns zum Hüter seiner wunderbaren Schöpfung auserkoren, um sein Geschenk, nämlich das Leben in all seinen Formen zu beschützen und vor allen Dingen zu erhalten, damit es sich für alle kommenden Generationen immer wieder aufs Neue entfalten kann..

Die Wahrheit sieht leider anders aus. Tagtäglich vernichten wir wissentlich millionenfach Pflanzen, Tiere und Menschen! Alles was zur Zeit auf unserer Erde geschieht, ist nicht der Rache Gottes zuzuschreiben, sondern wir sind dabei, uns selbst zu vernichten. Die gesamte Menschheit ist krank, weil sie sich von Gott abgewandt hat. Mit dem menschlichen Drang, alle Dinge wissenschaftlich erklären zu wollen, haben wir Gott aus unserem Wissen verdrängt und sind im wahrsten Sinne des Wortes gottlos geworden! Wir versuchen alles in unsere selbsternannten Normen zu pressen, formen alles nach unseren Vorstellungen und vergessen dabei, dass unser ganzes Dasein einem göttlichen Gesetz unterliegt.

Nur aus dieser Gesetzmäßigkeit heraus können wir die Werke unseres Schöpfers aus seinem verborgenen Geheimnis heraus erkennen. Alles von Menschenhand erschaffene existiert nur eine begrenzte Zeit und fällt der Vernichtung zum Opfer, die Urgesetze jedoch währen ewig. Der Leser mag hier mit dem vorangegangenen Text hadern, aber er kann sich der Wirklichkeit nicht verschließen, dass die Lebenskraft schulmedizinisch und wissenschaftlich nicht erklärbar und vor allen Dingen nicht auffindbar ist.

Ebenfalls wissen wir, dass Hass, Neid, Habgier, Ehebruch, Mord und Gewalt uns krank macht, die klassische Homöopathie ist in der Lage, den Patienten während einer langjährigen Behandlung an Körper, Geist und Seele gesund zu machen, dadurch verschwinden auch die uns krankmachenden Gefühle und Emotionen und das Leben des Patienten wird fruchtbar und erfüllt

In seinem Wissenschaftswahn ist der Mensch im Begriff, die letzten Tabus zu überschreiten. Seit Jahrzehnten spielt er schon Gott und in seiner grenzenlosen Vermessenheit wagt er sich jetzt an das allerletzte Tabu, nämlich Lebewesen aus der Retorte zu züchten. Die Menschheit ist gerade im Begriff, ihren Untergang einzuläuten.

Ich, Ebenbild der Gottheit, das sich schon
Ganz nah gedüngt dem Spiegel ew'ger Wahrheit,
Sein Selbst genoss im Himmelsglanz und Klarheit,
Und abgestreift den Erdensohn;
Ich, mehr als Cherub, dessen freie Kraft
Schon durch die Adern der Natur zu fließen
Und schaffend, Götterleben zu genießen
Sich ahnungsvoll vermaß, wie muss ich's büßen!
Ein Donnerwort hat mich hinweggerafft.........
(Johann Wolfgang v. Goethe)
Faust, der Tragödie 1. Teil

Samuel Hahnemann ist durch die große Gnade Gottes auserwählt worden, das wunderbare Heilgesetz der Homöopathie der geplagten Menschheit zu ihrem Heil darzubringen. Noch haben wir es in der Hand, das Ruder herumzureißen und die schwer verletzte Mutter Erde mitsamt der Menschheit vor dem Untergang zu bewahren.
Noch sind die Grenzen der homöopathischen Heilung bei weitem nicht erreicht, nur schemenhaft ist den meisten, die sich mit der Homöopathie beschäftigen überhaupt bewusst, welche unermesslichen Möglichkeiten in der Homöopathie schlummern. Flüsse, Meere und Seen könnten wir vor dem Umkippen bewahren, kranke Wälder, ja die ganze Natur könnte geheilt werden.

Schon sehr lange behandele ich meinen Garten homöopathisch und er ist in einem wunderbaren Einklang mit sich selbst, d.h., niemals benutze ich Düngemittel oder gar Unkrautvernichtungsmittel und Insektenvernichter. In diese Harmonie brauche ich gar nicht hinein zu pfuschen, mein Garten ist in einem Gleichgewicht sich und der Natur.
Wir müssen wieder den göttlichen Urgesetzen gehorchen, nur so können wir wieder heil an Körper, Geist und Seele werden. Wenn wir Homöopathen Hahnemanns Anweisungen bezüglich seines Organons ernsthaft und gewissenhaft in allen seinen Paragraphen befolgen, wer-

den wir an Wunder grenzende Heilungen erleben.

Heilig sein, heil sein und damit auch Heilung erleben, heißt" die Wahrheit erkennen"

Hahnemann sagt in seinem Organon §141 "Erkenne dich selbst" Die Selbsterkenntnis und die Wahrhaftigkeit sind die Grundvoraussetzungen, dass uns Heilwerdung wiederfahren kann.

Der heutige Mensch sieht sich in seinem unermesslichen Größenwahn als das Maß aller Dinge, ohne jegliche Rücksichtnahme haben wir alles unseren Vorstellungen angepasst, wobei wir ohne es zu bemerken, die Sensibilität für die Umwelt und die Beziehung zu unserer Mitwelt, also letztendlich auch zu uns selbst schon lange verloren haben.

Christian Morgenstern äußert sich zu diesem Thema: Steine, Pflanzen, Tiere.........das sind alles noch unerkannte Brüder!" Die Aufteilung in organische und nichtorganische Materie ist vom homöopathischen Standpunkt nicht mehr zu vertreten, anorganische Substanz ist nach unserem Verständnis gespeicherte Erfahrung, welche durch die Potenzierung wieder zum Leben erweckt wird.

Der französische Physiker Jean E. Charon vertritt in seinem Buch folgende Meinung: "Ein Elektron, das nacheinander Teil eines Baumes, eines Menschen, eines Tigers und wieder eines Menschen war, wird sich für immer an alle in diesen verschiedenen Leben gesammelte Erfahrungen erinnern." Er vereint also in sich alle Erfahrungen, die er als Mensch Nr. 1, als Baum, als Tiger und wieder als Mensch Nr. 2 erlebt hat. Nur wenn wir uns dieser Zusammenhänge bewusst sind, können wir uns zum Positiven verändern, können wir „heil" werden. Und auch nur dann können wir eines fernen Tages das Paradies wieder unser Eigen nennen, aus dem wir uns selbst herausgeworfen haben.

So musst du allen Dingen
Bruder und Schwester sein,
Dass sie dich ganz durchdringen,
Dass du nicht scheidest Mein und Dein.

Kein Stern, kein Laub soll fallen......
Du musst mit ihm vergehn!
So wirst du auch mit allem
Allstündlich auferstehn.
(Hermann Hesse)

Die folgenden Kapitel machen auf eindringliche Weise klar, dass es für eine Umkehr fast zu spät ist und wir alle an einem Abgrund entlang schwanken und dass die Folgen für künftige Generationen sich in grauenhafter Art und Weise bereits tagtäglich offenbaren.
In den folgenden 10 Arzneimittelbildern zeige ich, welch tiefgreifende Schäden sich in diesen Patienten manifestiert haben, die diese aufgezeigten homöopathischen Arzneien benötigen. Hauptsächlich bei der Behandlung von Kindern zeigt sich in den letzten Jahren eine gravierende Verschlimmerung der Geistes- und Gemütssymptome und es sind Mittel nötig, wie Stramonium, Opium, Aconitum oder Helelborus niger, um nur einige der Mittel zu benennen, um den Kindern wieder zu einem lebenswerten, fröhlichen und unbeschwerten Leben zu verhelfen.

Kapitel III

Teufel und Engel

Das erste Mittel, welches ich vorstelle ist Anacardium orientale, die Malakka-Nuss, Tintennuss oder auch Herznuss genannt, wegen ihrer herzförmigen Form. Die Schale enthält ein ätzendes Öl, das Innere aber, der Kern ist süß und wohlschmeckend.

Dies ist in völliger Übereinstimmung übertragbar auf Patienten, die Anacardium benötigen.

Der Kontrast zwischen innen und außen zieht sich wie ein roter Faden durch das gesamte Mittelbild. Viele Kinder und ebenfalls erwachsene Patienten , die Anac benötigen, pendeln ständig zwischen 2 Gemütszuständen hin und her. Das bedeutet tagtäglich eine enorme Anstrengung und im Mittelbild von Anac finden wir auch Erschöpfung, Müdigkeit, Konzentrationsschwäche und Gefühl wie von Lähmung.

Dieses Pendeln bezieht sich auch oder vor allen Dingen auf die Geistes- und Gemütsebene. Kent spricht hier sogar von einer Kontroverse zwischen zwei Willen, zwischen 2 Impulsen.

Anac- Kinder kommen schon mit einem tiefen Schmerz und einer tiefen Zerrissenheit auf die Welt. Meist war es eine ungewollte Schwangerschaft, oder die Mutter wurde während ihrer Schwangerschaft geschlagen und gedemütigt. Das Kind kommt zur Welt und wünscht, niemals geboren worden zu sein! Schon im Säuglingsalter ist dieses Kind ständig auf der Hut, es misstraut der Welt, dem Leben, seinen Eltern und Geschwistern. Meist ist dieses Misstrauen berechtigt, denn Kindern, die Anac benötigen, wurde schon in frühester Jugend sehr wehgetan, und zwar kann es sich dabei auf allen drei Ebenen abgespielt haben. Körperlich, geistig oder seelisch. Diese Kinder haben ein sehr beschädigtes, oder zum Teil gar kein Selbstbewusstsein, permanent wurden sie zurückgewiesen, sie fühlten sich nicht geliebt!

Misshandlungen, Missbrauch und Vernachlässigung finden wir auf allen drei Ebenen. Ob zu Hause, oder in der Schule, sie haben nie gelernt sich durchzusetzen oder gar zu wehren. So wurden sie frühzeitig schon Opfer. Sie wurden geschlagen, getreten , bespuckt oder geohrfeigt. Ihnen wurde täglich gezeigt: "Du bist eine Null, eine Niete, nichts wert, du bist ein Feigling!"

Zu Hause hören sie, „du bist nur eine Belastung, du bist mir ein Klotz am Bein, aus dir wird nichts, du bist dumm wie Bohnenstroh. "Jedes Fünkchen Selbstbewusstsein wird sofort unterdrückt, bis diese Kinder in Mutlosigkeit und Traurigkeit versinken.

Aber gerade Anac- Kinder haben ein besonders großes Verlangen nach Liebe, eben weil ihre Herzen so weich und hingabebereit sind. Sie wollen anerkannt werden und dafür sind sie bereit, alles, aber auch wirklich alles zu tun. Ihre Beziehung zur Familie bewegt sich sowieso auf sehr dünnem Eis und deshalb wagen sie es nicht, ihren Eltern oder Bezugspersonen negative Gefühle in irgendeiner Form zu zeigen. Wohin nun mit seinen negativen Gefühlen wie Wut, Zorn und Empörung? Er richtet sie gegen sich selbst!

Anac-Kinder sind ständig auf der Hut, spontanen Gefühlsäußerungen wagen sie aus Angst vor Zurückweisung nicht nachzugeben, dadurch sind sie immer angespannt und verkrampft. Diese Angespanntheit zeigt sich auf der körperlichen Ebene in Muskelschmerzen, Muskelsteifigkeit, Nacken- und Schulterschmerzen.

Anac ist eines der größten Mittel für Selbsthass und permanente Erniedrigung! In fortgeschrittener Pathologie sind sie von Wut, Aggression und Angst erfüllt. Diese Gefühle lassen sie aber niemals nach außen dringen. Die kolossale Anstrengung, ihre Gefühle ständig verbergen zu müssen, kostet Anac -Patienten die letzten Kraftreserven. Häufig sind sie erschöpft, immer müde und ihre Energie ist schnell auf dem Nullpunkt. Ihren Eltern gegenüber sind Anac-Kinder immer hilfsbereit und sie bewegen sich wie kleine Roboter. Sie sind demütig und unterwürfig, sie wollen anerkannt und geliebt werden. Je mehr sie sich demütigen und unterwerfen, desto eher verlieren sie ihre Selbstachtung, sie fühlen sich beschmutzt und in den Dreck getreten.

Anac-Kindern kann man ansehen, wie bedrückt und traurig sie sind, sie haben es noch nicht gelernt, ihre Gefühle völlig unter Kontrolle zu haben. Der erwachsene Anac wirkt dagegen selten traurig oder betrübt. Meist legen sie ein ziemlich forsches Gebaren an den Tag...(mir kann so schnell keiner....wo steht das Klavier?.....)
Durch den Versuch, ihre wahren Gefühle zu verbergen, wirken Anac-Frauen oft sehr männlich und burschikos. Dahinter verbirgt sich jedoch meist eine sehr verletzte, traurige Seele. Kinder wie Erwachsene können ihre Emotionen im Laufe der Zeit immer seltener zeigen, sofern sie es doch können, dann in Form von Zorn und Aggression.
Sie umgibt eine Aura von Missmut und Unzufriedenheit. Sie sind fürs Leben gebranntmarkt und wegen ihrer schlechten Erfahrungen misstrauen sie allem und jedem. Paradoxerweise sind sie jedoch sehr auf Sicherheit bedacht und streben ihr ganzes Leben danach.

Da sie Zeit ihres Lebens von anderen Menschen herumkommandiert wurden, fühlen sie sich nur wohl, wenn man ihnen sagt, wo es langgeht. Autorität wird kritiklos und fraglos angenommen, denn sagt man ihnen, was sie zu tun und zu lassen haben, brauchen sie sich nicht mit ihren Ängsten auseinander zu setzen. Trotz- oder gerade deshalb ist ihr Verhältnis zu anderen Menschen sehr ambivalent. Oft kocht der Anac-Patient heimlich vor Wut, weil er sich ungerecht behandelt fühlte und er untergräbt heimlich und mit stiller Aggression die Autorität ihrer Vorgesetzten. Der Anac-Patient zeigt seinen Protest, indem er sich einfach dem Zugriff anderer Menschen, seien es die Eltern oder die Vorgesetzten, entzieht. Er ergreift die Flucht!

Die typischen Berufe für Anac: Polizisten, Feuerwehrmänner, Gefängniswärter, Rettungssanitäter und Soldaten! Von Natur ist ein Anac-Patient gutherzig, sentimental und weichherzig. Wird ein Anac daher mit Befehlen konfrontiert, die seinem ethischen Bewusstsein widersprechen, kommt es zwangsläufig zu einer Spaltung seiner Persönlichkeit. Er ist sehr sprunghaft und launisch. Seine Stimmungen ändern sich so schnell wie sich eine Wetterfahne drehen kann und deshalb ist der Umgang mit einem Anac-Patienten äußerst anstrengend und eine normale Beziehung zu ihm aufzubauen, erweist sich als sehr schwierig. Seine Reaktionen sind so gut wie nie einzuschätzen.

Er lacht über ernste Angelegenheiten, wohingegen er über einen Witz, über den sich andere Leute schier ausschütten wollen vor lachen, keine Miene verzieht und stocksteif dasitzt. Auch hier zeigt sich wieder seine Unsicherheit und Zerrissenheit! Seinen Sinnen zu vertrauen hat Anac niemals gelernt und auch niemals zugelassen, ständig zweifelt er an sich selbst, dadurch wird er natürlich auch immer aggressiver.

Da Anac immer in Angst lebt, ist er sehr misstrauisch, bis hin zum Verfolgungswahn! Seine Sinne sind aufs äußerste geschärft, er hört praktisch die Flöhe husten, später jedoch kehrt es sich genau ins Gegenteil um, seine Sinne stumpfen ab, ihm schwinden im wahrsten Sinne des Wortes die Sinne. Seine Wahrnehmungen sind sehr abgestumpft und eingeschränkt, selbst der Geruchs- und Geschmackssinn geht mit der Zeit verloren. Konzentration und Ausdauer kommen ihm völlig abhanden, er verliert auch während eines Gespräches schnell den Faden, seine Lernfähigkeit wird auf ein Minimum reduziert!

Von Natur aus ist Anac sehr konservativ, er träumt von einem ruhigen, beschaulichen Leben, Familie, Kinder, einem festen, krisensicherem Arbeitsplatz und er liebt es überhaupt nicht, Experimente zu machen. Er ist nicht gern allein und zu Hause fällt ihm die Decke auf den Kopf, ähnlich wie Ars. Deshalb fühlt er sich in Vereinen sehr wohl.(Als Kind sind es die Pfadfinder, Fußballverein, Tischtennis und Judo.

Aber auch im Verein möchte ein Anac keine Führungsrolle übernehmen, er ist es zufrieden, wenn ihm die Verantwortung für sein Tun und Handeln abgenommen wird. In Gruppen kann Anac sehr schnell die Kontrolle über sich verlieren. In der Anonymität einer Gruppe kommt es daher häufig zu Ausschreitungen, bis hin zu schweren kriminellen Handlungen mit extremer körperlicher Gewalt. (Neonazis, Hooligans, Punker und Straßengangs).

Es ist so gut wie unmöglich, mit einem Anac richtig warm zu werden, selbst in dem intimsten Momenten bleibt Anac distanziert und misstrauisch. Er weigert sich permanent Verantwortung für seine Entscheidungen zu übernehmen und nimmt niemals einen klaren Standpunkt ein. Die Pathologie schreitet weiter voran und er wird immer ängstlicher, feindseeliger und verschlossener.

Versucht man ihm gut zuzureden, zieht er sich nur noch tiefer in seine Isolation zurück. Sein geringes Selbstwertgefühl erlaubt es ihm nicht, zu glauben, jemand hätte ein wirkliches Interesse an ihm oder hätte ihn gar gern. Dies ist das Stadium, wo seine Ängste massiv zunehmen und er bekommt Angst vor dem täglichen Leben! Die Aggressionen nehmen immer mehr zu, er bekommt große Angst vor Krankheiten und vor dem Tod.

Diese schrecklichen Höllenqualen nimmt Anac sogar mit in den Schlaf. Aber selbst im Schlaf kommt es nie zu Entspannung. Der Patient schreit im Schlaf auf, wälzt sich ruhelos im Bett, schreckt öfters im Schlaf auf und morgens fühlt er sich wie gerädert. Die Depressionen sind auch morgens besonders ausgeprägt und der Patient wird eigentlich erst abends munter.

Durch das Gefühl der allgemeinen Lähmung bringt er auch im Berufsleben nur unter großem Druck etwas zu Stande. Seine Termine werden bis auf die letzte Minute hinausgeschoben oder erst gar nicht wahrgenommen, er neigt zu Alkohol- und Drogensucht.

Der Anac-Patient baut immer weiter ab, er wird träge und geistige Anstrengung verschlimmert seinen desolaten Zustand ungemein. Sein Gedächtnis lässt immer mehr nach und dann erfolgt der totale geistige Zusammenbruch! Jetzt kann er seine unter großen Mühen erworbene Maske nicht mehr aufrechterhalten, denn dazu müsste er über Energie verfügen. Jetzt flüchtet er sich in Bösartigkeit, Beleidigungen und Sarkasmus.

Er beginnt sich Feindbilder zu formen und es gibt für ihn nur noch schwarz und weiß. In dieser Phase nimmt das Verhalten des Anac-Patienten schizophrene Züge an. Auf der einen Seite ist seine Unsicherheit und seine Angst mittlerweile bis ins Uferlose angewachsen, so dass er kaum noch in der Lage ist, einigermaßen vernünftig zu handeln, sein anderes Ich versinkt in Raserei, Gewalttätigkeit und unbändiger Wut.

Jetzt ist Anac äußerst unberechenbar und jeder sollte ihm aus dem Weg gehen! Alle guten Gefühle in ihm sind nun völlig abgestorben und er wird hartgesotten, grausam und kaltherzig. Die Grenze seiner Leidensfähigkeit ist nun überschritten, er will nicht mehr gepeinigt werden und er bemerkt nicht, dass er zu seinem größten Feind geworden ist!
Je weiter die Pathologie fortschreitet, desto weiter entfernt er sich von seiner spirituellen Mitte und er gerät in eine tiefe Sinnkrise. Dies geht sogar so weit, dass er glaubt, Körper und Seele seien getrennt, er glaubt auf einer Schulter sitze ein Engel und auf der anderen Schulter der Teufel.
Es ist für mich als Homöopathin ein besonders großes Geschenk, mit ansehen zu können, wie schon eine einzige Gabe Anacardium die ersten Veränderungen bewirkt und wie das Leben für den Patienten langsam aber sicher wieder einen Sinn bekommt. Es ist, als würde der Patient aus einer lebenslangen Isolationshaft wieder in die Gesellschaft entlassen.
Der Anac-Patient gerät später in eine totale Entfremdung seiner selbst und seiner Familie, ja, er fühlen sich sogar abgetrennt von der Welt und da er sich immer so sehr nach Gesellschaft sehnt, aus der er sich ja selbst ausgeschlossen hat, fällt er in eine bodenlose Depression, welche bis hin zum Suizid führt.
In seiner Sexualität rächt sich Anac bitter für die Jahre der unermesslichen Qualen, der körperlichen Misshandlungen und dem totalen Mangel an körperlicher Zuwendung. Seinen ganzen Zorn, seine Verachtung und Verbitterung gießt er nun hinein in den Geschlechtsakt, indem er seinen Partner kneift, beißt, bespuckt und an den Haaren zerrt.

Er kann sogar seine Sexualität so extrem ausleben, dass es zu schwersten körperlichen Misshandlungen kommt, bis hin zu Todesfällen. Um einen Anac-Patienten zu erkennen, bedarf es einiger Übung, denn er ist es ja sein Leben lang gewöhnt, sich zu tarnen, zu lügen und zu betrügen.

Ich bin der Geist, der stets verneint!
Und das mit Recht; denn alles was entsteht,
ist wert, dass es zugrunde geht;
Drum besser wärs, daß nichts entstünde,
So ist denn alles was ihr Sünde,
Zerstörung, kurz das Böse nennt,
Mein eigentliches Element.
Faust 1. Teil
(Johann Wolfgang von Goethe)

Kapitel IV

Der Tod und die Dunkelheit

Stramonium ist das nächste Mittel, welches ich vorstellen möchte, so wie ich es mit all seinen Fassetten viele hundert Mal erlebt habe. Datura Stramonium, auch Stechapfel, Teufelsapfel oder Tollkraut genannt. Zu therapeutischen Zwecken wird die frische Pflanze, in der Blüte und wenn sie Früchte trägt benutzt.

Das Stramonium-Kind
Das homöopathische Mittel Stramonium steht für Tod, Dunkelheit, völlige Verzweiflung und Gewalt. Das Stram-Kind leidet unter allen Formen von Ängsten, diese Ängste haben alle ein zentrales Thema: Nämlich Hölle und die ewige Verdammnis, Teufelsgestalten, schreckliche Folterqualen und den Verlust göttlicher Liebe. Die Dunkelheit und der Schlaf werden als Vorstufe des Todes erlebt. Sie ist bevölkert mit schrecklichen Spukgestalten. Das Kind sieht in der nächtlichen Dunkelheit seines Zimmers Hände, die nach ihm greifen, weiße Gestalten ohne Augen, oder rotglühende Augen und furchterregende Fratzen die auf es zuzuschweben scheinen.

Aus lauter Angst vor diesen nächtlichen Qualen wird die allabendliche Zeremonie des Zubettgehens für die Eltern und für das Kind jeden Abend zum gleichen Alptraum.
Das Kind beginnt schon 1 bis 2 Stunden vor dem Schlafengehen mächtig aufzudrehen. Es versucht mit allen Mitteln, Zeit zu schinden, es versteckt sich, muss zigmal auf die Toilette, oder es bekommt Hunger und Durst. Es ist, als würde das Kind das Lebendigsein mit allen Fasern seines Herzens auskosten, es möchte aus dem Vollen schöpfen, da es niemals sicher sein kann, den nächsten Tag zu erleben. Der Schlaf ist ihm kein Freund, für das Kind ist er immer der Bruder des

Todes. Der Schlaf ist ihm kein Labsal, er bringt ihm keine Entspannung!
Seine Qualen haben auch im Schlaf kein Ende, sie nehmen noch bizarrere Formen an. Das Kind träumt von offenen Gräbern, halbverwesten Leichen, von Höllenfeuern, welches droht, es zu verschlingen, Teufel, die es verfolgen und quälen.
Es schreit laut auf im Schlaf, schreckt auf, bäumt sich im Bett auf, seine Augen sind dabei geöffnet, aber es erkennt niemanden. Typisch für Stram ist, dass es auch bei diversen Erkrankungen sehr unruhig ist, der Kopf ruckt häufig hoch vom Kissen und dies geschieht sogar im Schlaf. Es ist in diesem Zustand auch nicht ansprechbar, im Gegenteil, wenn jemand versucht, das Kind aus diesem Zustand mit Gewalt herauszuholen, verstärken sich Panik und Abwehr!

Ich Unglückseliger! Wo entflieh ich, ach,
Endlosem Zorn, unendlicher Verzweiflung?
Wohin ich flieh, ist Hölle, ich bin Hölle;
Und in den tiefsten Tiefen lauert stets
Noch eine tiefere und tut sich auf
Und droht mich zu verschlingen, gegen die
Die Hölle. die ich leide, himmlisch scheint.
Oh, so erweiche dich, ist nirgendwo
Weder für Reuer noch für Vergebung Platz?

Das verlorene Paradies
(John Milton)

Der Körper des Kindes ist schweißnass, die Händchen sind zu Fäusten geballt, oder die Finger sind gekrümmt und sie lassen sich nicht geradebiegen. Der Kopf ist meist stark nach hinten gebogen.

In der Tiefschlafphase kommt es häufig vor, dass es einnässt, ein Zeichen, dass endlich im Schlaf die Entspannung für das gepeinigte Wesen eintritt.

Da sich das Kind selbst nachts selten ausruhen und entspannen kann, entwickelt es mit der Zeit erhebliche neurologische Störungen. Es neigt zu Krämpfen, bekommt diverse Tics, zwinkert ständig mit den Augen, stottert oder lispelt und ruckt und zuckt mit den Gliedmaßen. An jedem neuen Tag beginnt für das Kind wieder der Kampf ums Überleben, so gut es eben geht. In allem sieht es ein schlechtes Zeichen, sieht es zufällig einen toten Vogel auf der Straße, identifiziert es sich sofort mit ihm.

Ein Kind, welches eine Dosis Stramonium von mir benötigt, hat sehr wahrscheinlich schon im Mutterleib, während der Geburt oder in späteren Jahren einen tiefen Schock erlitten. Häufig wurde die Mutter während ihrer Schwangerschaft geschlagen, in den Leib getreten, beschimpft und gedemütigt. Möglicherweise kam es während der Geburt zu schweren Komplikationen; wie das Steckenbleiben im Geburtskanal, oder die Nabelschnur war um den Hals gewickelt, die Nabelschnur war zu kurz, oder es kam zum Kaiserschnitt.

Manchmal sind Stram-Kinder nicht leicht zu erkennen. Nicht alle Ängste müssen gleich stark ausgeprägt sein. Es kommt vor, das das Kind keine so große Angst vor der Dunkelheit zeigt. Im Gegenteil! In fortgeschrittener Pathologie liebt das Kind die Dunkelheit, es verbündet sich mit ihr. Die Dunkelheit wird sein Freund! In dieser Phase hat das Kind fast schon aufgegeben, es resigniert und bäumt sich nicht mehr gegen seine Qualen auf.

Es zieht sich emotional noch mehr zurück, wenn dies überhaupt noch möglich ist und nimmt autistische Züge an. Nicht immer nimmt das Thema Gewalt einen führenden Platz bei Stram ein. Was wir aber immer bei einem Stram-Fall vorfinden werden, sind alle Formen von extremen Angstzuständen. Manchmal äußert sich das Gewaltpotential nur darin, dass das Kind von Filmen, Literatur, in denen Gewalt verherrlicht wird, angezogen wird, oder es reagiert total panisch mit tagelanger Schlaflosigkeit, gepaart mit starken Erregungszuständen.

Die Angst vor der Gewalt ist in allen Lebenssituationen eines der Leitsymptome von Stramonium. Die Welt ist für das Kind ein bedrohlicher Ort, wo ihm ständig etwas geschehen kann. Es hat schon seit langem sein Urvertrauen verloren, es misstraut sogar Vater und Mutter.

Ein Stram-Kind hängt der Mutter beständig am Rockzipfel. Manchmal gerät es schon in Panik, wenn die Mutter nur für einen Moment den Raum verlässt. Wenn es irgendwo allein gelassen wird, glaubt es, für immer verlassen zu sein. Durch die vielen Verletzungen, die ihm körperlich, geistig und seelisch zugefügt wurden, glaubt das Kind mit der Zeit, es muss ebenfalls gewalttätig sein, um überhaupt in dieser grausamen Welt überleben zu könnnen.

Da die kleinste Bedrohung für das Kind Panik auslöst, ist die Mutter manchmal überrascht über die heftige Reaktion ihres Kindes. Nie ist seine Reaktion der Situation angemessen, das Kind gerät beim nichtigsten Anlass völlig aus den Fugen. Ganz alltägliche Situationen nehmen fast immer einen bedrohlichen Charakter an, weil es immer unsicher ist, die Welt macht dem Kind Angst!

Der Überlebenswille ist bei Kindern gottseidank noch sehr stark ausgeprägt, deshalb kämpft ein Stram-Kind jeden Tag einen neuen Kampf, doch bei fortschreitender Pathologie wird der Kampf immer aussichtsloser. Es wird immer schneller müde und abgekämpfter. Für seine Umgebung wirkt es lustlos und desinteressiert, dabei merken seine Eltern gar nicht, daß es dabei ist, den Kampf gegen Dunkelheit und Tod zu verlieren.

Bekanntlich leiden auch schon viele Kinder unter Depressionen, und bei jedem Kind äußert sich eine Depression in anderer Form.

Ein kleines Stram- Kind äußert seine Depression meist durch einen Tobsuchtsanfall. Es wirft sich auf den Boden, strampelt und tritt, es beißt und spuckt seine Mutter an, schreit, „ich hasse dich, ich wünschte, du wärst tot, usw." Das Stram-Kind neigt auch sehr dazu, sich selbst zu verletzen. Der Suizidversuch wird aber sehr oft nur sehr unterschwellig wahrgenommen. In meiner Praxis fiel mir auf, daß Stram-Kinder sehr oft Unfälle hatten, und zwar der heftigsten Art; häufig kam es zu Knochenbrüchen, Beulen, blaue Flecken und sehr vielen Kopfverletzungen. Die Gefühle von Stram sind schon derartig reduziert, daß ein Stram-Kind kaum noch Schmerzen verspürt, es hat seine Sinne schon erfolgreich abgetötet. Eine andere Art der Depression wird von den Eltern anfangs nicht erkannt. Sie wundern sich höchstens, daß ihr Kind ruhiger, in sich gekehrt wirkt, sich immer öfter zurückzieht und in seinem Wesen viel sanfter erscheint.

Da die vorhergehende Zeit mit einem agressiven Stram-Kind so anstrengend war, sind die Eltern erst einmal sehr erleichtert und erfreut, daß sich der Zustand ihres Kindes scheinbar gebessert hat. Dabei bemerken sie gar nicht, wie ihr Kind in einen Zustand der Lehre, Trauer und Hoffnungslosigkeit versinkt.
Es glaubt, zu nichts mehr nütze zu sein, seine Ängste wenden sich nun verstärkt nach innen und das Kind überlegt, wie es seinem Leben ein Ende machen könnte.
Es zieht sich immer mehr in sich selbst zurück und dies ist der Zeitpunkt, wo es langsam autistische Züge annimmt.
Es ist erstarrt!
Das Kind wird sprachlos in seinem grauenhaften Entsetzen, es fühlt sich wie lebendig begraben und wähnt sich dabei wie in der tiefsten Hölle. In seinem Inneren spielt sich eine Szenerie unglaublicher Bilder ab. Seine Horrorvisionen nehmen jetzt Gestalt an und es glaubt sich von bösen Mächten umgeben und es gäbe für ihn keinen Ausweg mehr!

Um ihn herum herrscht nur noch Gewalt und Dunkelheit und es hat den Bezug zur Realität völlig verloren. Und noch eins wird dem Kind auf die grausamste Art und Weise bewußt: "Es wird allein geboren und es muß allein sterben!"

Hab ich's von dir, mein Schöpfer, denn erbeten,
Daß du aus Lehm zum Menschen mich geformt?
Daß du mich aus der Dunkelheit hervor-
zuziehen kamst, hab ich dich drum ersucht,
In diesem Ort der Lust mich einzusetzen?
Und war es nicht mein Wille, der mein Sein
Bestimmte, wär's gerecht und billig nur,
Mich wieder zu dem Staub zurückzuführen,
Wo ich nun alles gerne niederlegen
Und rückerstatten will, was mir geschenkt,
Da ich unfähig, deine allzuharte
Bedingung zu erfüllen, der zufolge
Ich stets das Gute innehalten sollte,
Das ich nicht selbst gesucht. Und da es jetzt
Verloren ist, genügend harte Strafe!
Wozu hast du zu dieser noch den Schmerz
Endlosen Leids verordnet?

Das verlorene Paradies
(John Milton)

Das Stram-Bild stellt sich bei Erwachsenen nicht so deutlich dar wie bei Kindern, da sie es viel besser gelernt haben, ihren Zustand zu verbergen. Erwachsene Stram-Patienten sprechen nicht gerne von ihren Ängsten, oder sie sind sich zum Teil ihrer Ängste auch gar nicht bewußt, weil sie diese schon viele Jahre unterdrücken. Der Stram-Patient ist schreckhaft, sehr schnell gereizt und seine Launen wechseln von einem Extrem ins andere. Einmal ist er himmelhochjauchzend und dann wieder zu Tode betrübt.
Ebenso wie das Stram-Kind geht er nicht gerne zu Bett, weil es ihm im Bett schlechter geht(Lachesis). Er hat Angst vor dem Alleinsein, aber wiederum fühlt er sich in großer Gesellschaft sehr unwohl.

Er ist nervös und ruhelos, seine Arbeit verrichtet er in großer Hast und wenn etwas nicht gleich klappt, wird er schnell zornig und er läßt alles stehn und liegen. Widerspruch wird nur sehr schwer ertragen und es kann vorkommen, daß Stram sehr ausfallend wird, oder er steht mitten in der Debatte einfach auf und geht ohne sich zu verabschieden.

Er ist eigensinnig und sehr halsstarrig, er will in seiner Meinung akzeptiert werden, selber jedoch läßt er die Meinung anderer nur selten gelten. Er kann sehr schnell einen Streit vom Zaun brechen, einfach um des Streitens willen. Großes Vergnügen bereitet es ihm, seinen Gegenüber verbal fertig zu machen.Zeitweise kann er sehr albern und überaus lustig sein, dies nimmt jedoch schnell hysterische Züge an.

Die forgeschrittene geistige Zerrüttung zeigt sich in extremer Vergeßlichkeit, es wird für ihn immer schwieriger, geistigen Zusammenhängen zu folgen. Er wird mißtrauisch gegen alles und jeden, oder das andere Extrem, er ist total distanzlos, faßt zu jedem x-beliebigen ein vorschnelles Vertrauen und schüttet jedem sein Herz aus.

Der Hang zur Gewalttäigkeit wird meist unter Aufbietung seiner restlichen Kräfte bis zuletzt verschleiert. Bestenfalls äußert sich dies in form von schnellem Aufbrausen, er verschlingt pausenlos die härtesten Videofilme und er mag Sportarten, in denen es ziemlich grob zugeht. Andererseits hat er große Angst vor Gewalt, bewegt sich lieber in Gruppen, als Jugendlicher verbündet er sich lieber mit gewalttätigen Randgruppen, auch wenn er deren Motive und Ideen heimlich verabscheut.

Mit viel Mühe und großer Geduld versucht er, von innen heraus die Jugendlichen zu verändern. Häufige Berufe sind daher: Sozialarbeiter, Streetworker, pflegerische Berufe. Stram neigt in hohem Maße dazu, sich zu verausgaben, sein letztes zu geben, wenn er von einer Sache überzeugt ist. Stramonium ist ein wunderbares Mittel um drogeninduzierte Schizophrenie, Manien und alle Arten von geistigen Störungen zu heilen. Viele Jugendliche sind den heutigen Anforderungen, die an sie gestellt werden, nicht mehr gewachsen.

Die heutige Welt präsentiert sich den Kindern und Jugendlichen in einer Grausamkeit und Härte, die ihnen eine furchtbare Lebensangst einflößt. Alles ist unsicher, nichts mehr ist von Dauer und sie haben niemanden, an den sie sich halten können.

Es fehlt ihnen die Initiation- d.h. es fehlen ihnen Vorbilder, die sie auf das Leben vorbereiten. Steuerlos treiben sie dahin und sie flüchten sich in eine Traumwelt, sie jagen falschen Vorbildern hinterher, weil ihnen die Realität zu unsicher geworden ist.

Ihr normales Leben ist voller Probleme und emotionaler Kälte. Der Beginn geistiger Störungen zeichnet sich durch verschiedene Arten von Ängsten aus. Genau wie das Stram Kind hat der erwachsene Stram-Patient große Angst vor der Dunkelheit und vor dem Alleinsein. Natürlich versucht er diese Ängste vor seiner Umgebung so gut wie möglich zu verbergen indem er sich in gesteigerte Aktivität stürzt. Zu Beginn seiner geistigen Störung hat er übergrosses Verlangen nach Gesellschaft, es ist für ihn so gut wie unmöglich, abends allein in seiner Wohnung zu bleiben.

Wenn er niemanden dazu überreden kann, ihn zu besuchen, wird er so schnell wie möglich seine Wohnung verlassen und sich irgendwo in eine Kneipe oder ein Cafe setzen. Hauptsache, es sind Menschen, Lichter und Geräusche um ihn herum. Möglicherweise hängt er auch stundenlang am Telefon und versucht so, seine Einsamkeit zu überbrücken.

Er macht die Nacht zum Tage, weil er nicht einschlafen möchte, genau aus den gleichen Gründen wie das Stram-Kind! Er führt gerne stundenlange Gespräche über philosophische Themen und er stellt sich und anderen häufig die Frage nach der Existenz Gottes.

Er hat fürchterliche Angst vor dem Tod, weil er glaubt, daß danach absolut nichts mehr existiert! Er kleidet sich mit Vorliebe in Schwarz und seine Lieblingsfarben sind Rot und Blau. Eine schizophrene Psychose, welche Stram benötigt, beginnt meist schleichend und der Patient fällt zuerst wegen seiner Launenhaftigkeit auf. Seine Stimmung schwankt von einem Extrem ins andere.

Euphorie mit großer Geschwätzigkeit, ausgelassener überzogener Heiterkeit, bis hin zu hanswurstartiger Clownerie, gepaart mit hastigen, ruckartigen Bewegungen, der Patient wird sehr laut und er verbreitet eine schreckliche Unruhe um sich herum. Versucht man ihn zu dämpfen, wird er sofort sehr ärgerlich, ausfallend und agressiv. Verunsichert zieht er sich augenblicklich innerlich zurück und reagiert sehr beleidigt. Eine Diskussion mit ihm ist so gut wie unmöglich, meist bricht er das Gespräch von sich aus abrupt ab, indem er einfach aufsteht und geht!

Schreitet die Krankheit weiter fort, wird er häufig von Alpträumen geplagt, die ihn später auch im wachen Zustand verfolgen. Er sieht Fratzen, Teufel und Dämonen, er hört Stimmen, die ihn warnen wollen, oder ihm befehlen, bestimmte Dinge zu tun oder zu lassen.

Er glaubt, er sei ein Gesandter Gottes und müßte alle Menschen vor Schlimmem bewahren, oder er müßte alle Menschen zum göttlichen Glauben bekehren. Er spricht mit Mülleimern und hört im Radio oder im Fernsehen die Stimme Satans, der ihm sagt, er wäre auf immer verdammt und müßte für alle Zeiten in der Hölle schmoren.

Mit der Zeit verliert er sein Schamgefühl und läuft nackt umher und singt und tanzt. In seiner Psychose ist er zeitweise richtig glücklich und zufrieden, weil er manchmal so weit weg ist von seinem eigenen Ich, daß ihn nichts mehr berührt. Um so schlimmer empfindet er seinen Zustand, wenn sein Geist für einige Momente relativ klar wird!

In diesen Momenten wird ihm bewußt, was er für eine Hölle durchlebt und oft versucht er sich dann das Leben zu nehmen. Sein Schlaf ist in keiner Weise eine Erholung. Der Patient wirft sich hin und her. Zeitweise hebt er den Kopf vom Kissen, ohne zu erwachen, er wirft seinen Kopf von einer Seite auf die andere und zupft dabei ununterbrochen mit den Fingern an seiner Bettwäsche(Flockenlesen).

Es kommt soweit, daß er gar nicht mehr schlafen will und sich mit Gewalt wach hält, meist indem er Drogen zu sich nimmt. Wochenlang leidet dann der Patient unter extremem Schlafmangel und während dieser Zeit nimmt er auch kaum noch Nahrung zu sich bis es zum physischen und psychischen Zusammenbruch führt!

Dieser Zusammenbruch ist nur das programmierte Ende einer permanenten Selbstzerstörung! Er hat sich ja ein Leben lang abgelehnt gefühlt und sich auch immer selbst als minderwertig abgelehnt. Er glaubt, nicht lebenswert zu sein, er glaubt, es würde ihm im Leben nichts wirklich gelingen und das Leben an sich wäre ein Kampf auf Leben und Tod.

Die Schreckenswelt um ihn, so öd und wild,
Entsetzliches Gefängsnis rundumher,
Wie Feueressen lodernd, doch nicht Licht,
Vielmehr sichtbares Dunkel wirkend, welches
nur Klagenswertes zu entdecken half,
Des Grams Regionen, wehevolle Schatten,
Wo Ruh und Friede nimmer weilen mag,
Die Hoffnung nicht, die sonst zu allen kommt,
Nur Qual.........., die endlos drängt.

Das verlorene Paradies
(John Milton)

Kapitel V
Aus einer anderen Welt

Medorrhinum ist das nächste Mittel, welches ich vorstellen möchte. Dieses Mittel wird aus Trippereiter hergestellt. Es verwundert daher wohl nicht, daß seine Hauptthemen die Sexualität, der Mißbrauch und die Gewalt sind. Med.-Patienten ist der Boden unter den Füßen weggezogen worden. Das Losgelöstsein von seinem Schöpfer, sein Verlust der Unschuld zeigt sich in der Losgelöstheit von der Welt, in die er hineingeboren wurde und in der Abneigung, sich mit dieser, seiner Welt notgedrungen auseinander zu setzen.

Der Med-Patient bewegt sich in der Welt und im alltäglichen Leben wie in einem Traum oder wie in einer Nebelwand. Alles gleitet wie ein Schemen an ihm vorüber, nichts berührt ihn wirklich. Er verliert in zunehmendem Maße das Bewußtsein für Zeit und Raum und manchmal sagt er, „ich fühle mich wie in einem Film!"

Er glaubt, er passe nicht in dieses Jahrhundert, die Menschen um ihn herum sind ihm völlig fremd, er fühlt sich nicht der gleichen Spezies zugehörend, er glaubt manchmal sogar, er wäre von einem anderen Stern. Dies ist nichts als der angestrengte Versuch, mit seinem Schmerz, seinem Anderssein und seinem grenzenlosen Kummer zu überleben.

Das Medorrhinum- Kind

Schon in jungen Jahren hebt sich das Med-Kind von den anderen Kindern ab. Seine Entwicklung geht sehr schnell voran, es ist sehr frühreif und das hat sehr gute Gründe. Es will schnell erwachsen werden, weil es glaubt, dadurch vor sexuellen Übergriffen mehr geschützt zu sein. Medorrhinum-Patienten sind große Moralisten und kommen deshalb in der heutigen Zeit überhaupt nicht mehr klar. Das Losgelöstsein von seinem Schöpfer, sein Verlust der Unschuld zeigt sich auch in einem

Losgelöstsein von der Welt, in die er hineingeboren wurde,ohne daß er überhaupt geboren werden wollte.

Nun wird der Med-Patient gezwungen, sich mit dieser ungeliebten Welt tagtäglich auseinanderzusetzen. Das Erdendasein bereitet ihm große Schmerzen und tiefste seelische Pein, er fühlt sich unsicher und ausgestossen. Er zieht sich immer mehr in sein Inneres zurück, entzieht sich seiner Familie und seinen Freunden.

Der Med-Patient bewegt sich in seiner Welt wie in einem Traum oder wie hinter einer Wand von dichtem Nebel. Alles gleitet wie ein Schemen an ihm vorüber, nichts kann ihn noch wirklich berühren.

Er verliert manchmal das Bewußtsein für Zeit und Raum und manchmal sieht er sich wie ein Statist in einem Film.Er glaubt, überhaupt nicht in dieses Zeitalter zu passen, die Menschen um ihn herum sind ihm fremd und manchmal sogar unheimlich.. Dies ist nur einer seiner angestrengten Versuche, mit seinem Schmerz und seinem grenzenlosen Kummer zu überleben.

Die intensive sexuelle Ausstrahlung bei Med-Kindern beginnt schon bei Mädchen in einem Alter von ca. 4 Jahren. Schon in diesem Alter ist dem Med-Mädchen seine starke sexuelle Ausstrahlung bewußt. Die ersten Flirtversuche startet es beim Vater, beim älteren Bruder und bei den Onkels.

Es verwundert daher gar nicht, daß die meisten Med-Kinder schon in der frühesten Jugend mißbraucht wurden. Das Kind sendet sexuelle Signale und fängt sie gleichzeitig auch schon sehr früh auf. Für das Kind ist dieser Zustand dann schon etwas völlig normales, denn es wächst in dieser aufgeladenen Atmosphäre auf. Schon früh beginnt ein Med-Kind zu masturbieren und kompensiert damit seine Einsamkeit und Verlassenheit. Alle Zuwendungen zum Kind waren ja fast immer sexuell gefärbt und deshalb verwechselt das Med-Kind Sexualität mit Zuwendung und Liebe.

In der Familie eines Med-Kindes haben Drogen, Alkohol, sexueller Mißbrauch, Gewalt und seelische Grausamkeit fast immer eine Rolle gespielt.

Das Kind verunsichert und ängstlich, niemals kann es sich wirklich sicher und geborgen fühlen. Ständig steht es unter enormer Anspannung, immer darauf gefasst, daß der augenblickliche Zustand der Ruhe und vordergründigen Harmonie im nächsten Moment ins Gegenteil umschlägt.

Immer hat dieses Kind das ungute Gefühl, sich auf sehr dünnem Eis zu bewegen, dadurch versucht es, sich so gut wie unsichtbar zu machen. Es möchte erst gar nicht ins Blickfeld der unberechenbaren Mutter oder des gewalttätigen Vaters geraten, weil es nie weiß, wann der Sturm ausbricht. Das Kind zieht sich immer mehr in sich selbst zurück und wird dadurch auch immer einsamer. Es versucht, mit seinen Kümmernissen und Ängsten allein fertig zu werden. Häufig glaubt es auch, selbst der Anlass für Streitigkeiten zwischen seinen Eltern und/oder Geschwistern zu sein und bekommt sehr große Angst, wenn in seinem Beisein lautstarke Auseinandersetzungen stattfinden.

Nun ist der Moment gekommen, wo sich das Kind völlig in seine eigene Welt zurückzieht! Seine Eltern befassen sich nicht sonderlich mit dem Kind, es kommt vor, daß die Mutter bei der Anamnese äußert:"Na ja, mein Kind war schon immer etwas seltsam und eigen." Die Eltern verstehen meistens gar nicht, was mit ihrem Kind passiert ist.

Ein Med-Kind versteht es meisterlich, sich unsichtbar zu machen, um so allen eventuellen häuslichen Schwierigkeiten, oder den unkontrollierten Zornausbrüchen seiner Eltern aus dem Weg zu gehen Wenn sich die Gelegenheit bietet, streift es stundenlang allein in Feld und Wald umher.Dort ist es friedvoll und das Kind findet bei der Mutter Natur die Geborgenheit, die es bei sich zu Hause so schmerzlich vermißt.

Es liebt die Natur und die Tiere über alles, kann aber bei fortgeschrittener Pathologie in Anfällen von regelrechtem Wahnsinn sehr brutal zu seinem sonst über alles geliebten Haustier sein. Es ist dem Kind in hohem Maße bewußt, was es gerade mit dem Tier anstellt, aber es ist in diesem Moment völlig machtlos seinem schrecklichen Trieben ausgeliefert und es kann dem grausamen Treiben kein Einhalt gebieten. In solchen Momenten ist sein Gesichtchen schweißüberströmt und leichenblass, fast bläulich, seine Augen sind vor Abscheu über sich selbst weit aufgerissen und die Pupille ist riesengroß und schwarz wie Schlamm. Kommt dieses Kind dann wieder zu sich, fällt es zitternd in einen tiefen Abgrund von Schauder und Entsetzen über seine Tat.

Es hat nun panische Angst, von Gott in die tiefste Hölle verdammt zu werden und es beginnt inbrünstig und leidenschaftlich um Vergebung und Erlösung zu beten!

Das Med-Kind zimmert immer beharrlich weiter an seiner Traumwelt, es liest viel und verliert sich sich mit der Zeit in der abenteuerlichen Welt seiner Buchlektüre.

Seltsamerweise hat Med selten Angst in der Dunkelheit, im Gegenteil, kann es sich doch im schützenden Dunkel der Nacht noch mehr in seine andere Welt zurückziehen:

Die Dunkelheit wird zu seinem Freund, ihm kann es all seine Sorgen und Kümmernisse anvertrauen. Das Kind liebt es, nachts in den klaren Sternenhimmel zu schauen und zu träumen. Es stellt sich dann vor, aus einer anderen Galaxie zu kommen. Viele seiner Gedanken drehen sich um das Sterben und das Leben nach dem Tod.

Im Nebel
Seltsam im Nebel zu wandern!
Einsam ist jeder Busch und Stein,
Kein Baum sieht den andern,
Jeder ist allein.

Voll von Freunden war mir die Welt,
Als noch mein Leben licht war;
Nun da der Nebel fällt,
Ist keiner mehr sichtbar.

Wahrlich, keiner ist weise,
Der nicht das Dunkel kennt,
Das unentrinnbar und leise
Von allem ihn trennt.

Seltsam, im Nebel zu wandern!
Leben ist Einsamsein,
Kein Mensch kennt den andern,
Jeder ist allein.
(Hermann Hesse)

Ein Med-Erwachsener kann manchmal Furcht vor Geisteskrankheit entwickeln. Bei einem Med-Kind ist dies seltener der Fall, da es sich ja nicht als unnormal empfindet, sondern nur anders. Med ist zärtlich, liebevoll und sinnlich, hart, kalt und gefühllos, dazwischen gibt es nichts! Med ist sehr leidenschaftlich, voller Emotionen, sehr temperamentvoll und seine schulischen Leistungen sind entweder sehr schlecht oder über dem Durchschnitt.

Das Med-Kind hat nicht viel Geduld, alles was es tut, tut es schnell und hastig. Schon sehr früh im Kindesalter können sich Depressionen einstellen, das Kind zieht sich noch mehr in seine Welt zurück und es verliert völlig den Kontakt zu seiner Umwelt. In dem Kind ist nur noch tiefe Trauer und abgrundtiefes Leid und es ist schrecklich, mit ansehen zu müssen, wenn ein Med-Kind weint! Seine Tränen fallen ihm wie riesige Perlen aus den Augen, es weint in völliger Stummheit Sturzbäche von Tränen und ist kaum zu trösten.

Das Kind nimmt immer wieder den täglichen Kampf mit seinem trost-
losen Leben auf, immer wider versucht es, sich aus dem Tal der Tränen
und der Hoffnungslosigkeit hinauf in das Licht und die Freude zu retten.

Oh, unendliche Güte,
Oh Güte unermessen, daß aus Bösem
All dies Gute einst erwachsen soll,
Und Böses gut soll werden- größeres Wunder,
Als jenes noch, wodurch bei der Erschaffung
Der Welt die Finsternis das Licht gebar!

(John Milton)
Das verlorene Paradies

Kapitel VI

Nahtoderfahrung

Helleborus niger, die schwarze Nieswurz, bekannt auch unter dem Namen Christrose gehört zur Familie der Hahnenfußgewächse und ist sehr giftig. Wie Bei Digitalis- dem Fingerhut führt eine Helleborusvergiftung zum Tode durch Atemlähmung!

Ein Kind, welches Hell als Mittel benötigt, steht immer unter einem schweren Schock, hervorgerufen entweder durch Impfungen, Geburtstraumen oder durch schwerste Mißhandlungen von Körper, Geist und Seele. Durch diverse schwerste Traumen ist das Kind verstummt! Seine Körpersprache ist auf ein Minimum reduziert, die Augen sind weitgeöffnet und ohne Ausdruck und die Pupille ist lichtstarr! Dieses Kind hat dem Tode sehr, sehr nahe gestanden und hat von sich aus keine Kraft mehr, sich aus der Umklammerung von Tod und namenlosem Entsetzen zu lösen.

Seine Lebensfaden ist nur noch so dünn wie ein Spinnweben, seine Lebensenergie ist so gering, daß seine Organe nur noch mit dem lebensnotwendigsten versorgt werden. Selbst seine Körpertemperatur ist unter normal. Es ist eiskalt vom Kopf bis zu den Zehenspitzen. Entschließt es sich endlich wieder zu sprechen, so ist seine Sprache mühevoll und leise. Es ringt unter riesengroßer Anstrengung nach Worten und ist sehr schnell erschöpft.

Das Gesichtchen ist zu einer Maske von Leid, Elend und Entsetzen erstarrt und sein Verlangen nach Gesellschaft ist so groß, daß es auch keine Minute allein gelassen werden möchte. Auch bei einem nicht so schweren Helleborus-Fall ist die Gestik und/oder Mimik eher eingeschränkt, der kleine Patient zeigt seine Emotionen so gut wie nicht. Selbst seine Gefühlswelt ist unterkühlt und das Kind wirkt abgestumpft und desinteressiert. Die Freude am Leben hat es völlig verlassen, es möchte, oder besser gesagt, es kann nicht mehr spielen, es sitzt nur da und starrt vor sich hin. Nichts kann dieses Kind aufheitern, niemand kann ihm Freude bereiten, selbst fröhliche Menschen um ihn herum sind ihm ein Greuel, es verschlimmert seinen depressiven Zustand noch mehr und es versinkt einmal mehr in Trübsinn und Traurigkeit. Sogar einem ganz kleinen Kind ist das Leben sinnlos geworden, wenn es ihm so schlecht geht, glaubt es, gleich sterben zu müssen.

Alle Sinne sind beeinträchtigt, seine Wahrnehmung ist verzögert und eingeschränkt. Auch seine Muskeln und Sehnen reagieren nicht mehr wie sie sollten. Es läßt häufig Sachen fallen, stolpert oft und häufig auch aus unerfindlichen Gründen, hat einen unsicheren Gang und es bereitet ihm große Schwierigkeiten, sein Denken und Handeln zu koordinieren.Helleborus heilt Gehinrentzündung und Hirnhautentzündung, wenn die Symptome passen.

Ein Kind, was an der Schwelle zum Tode gestanden hat und daraufhin Hell bekam, macht eine wundervolle Entwicklung zum Geistigen hin. Seine Spiritualität entfaltet sich wie eine Blume und es setzt sich schon früh mit geistigen Themen auseinander! Es wird wahrhaftig wieder eins mit Körper, Geist und Seele,--es hat Gott gefunden!

Weg nach Innen

Wer den Weg nach Innen fand,
Wer im glühndem Sichversenken
Je der Weisheit Kern geahnt,
Das sein Sinn sich Gott und Welt
Nur als Bild und Gleichnis wähle:
Ihm wird jedes Tun und Denken
Zwiegespräch mit seiner Seele,
Welche Welt und Gott enthält.
(Hermann Hesse)

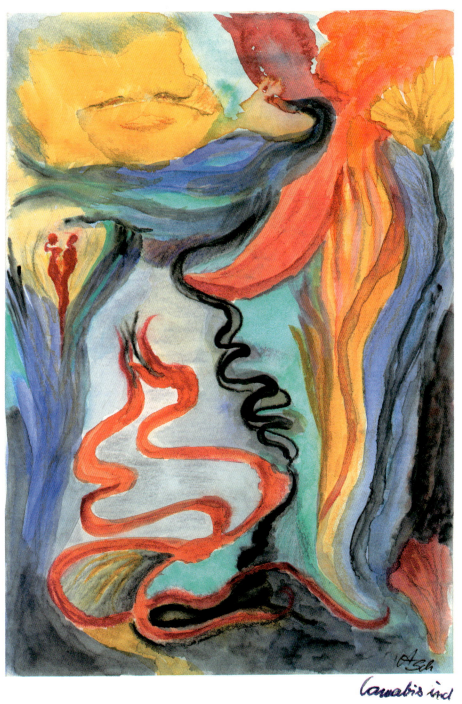

Cannabis ind

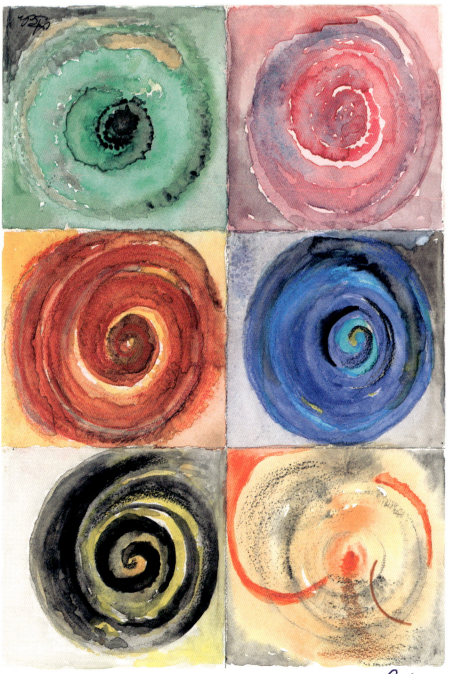

Opium

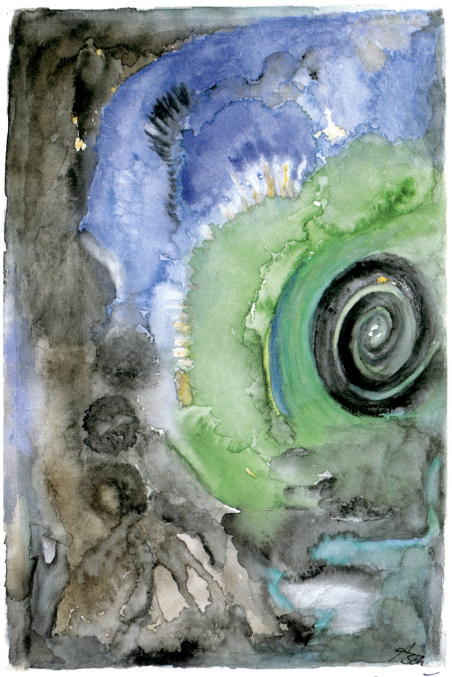

Voratrium

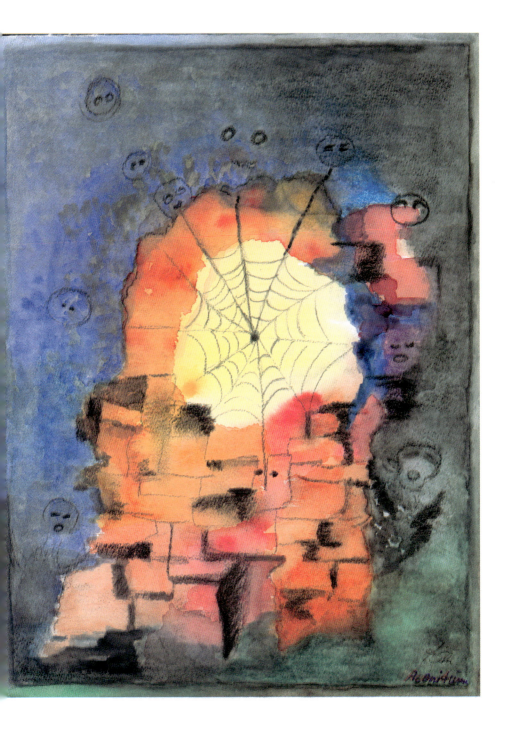

Kapitel VII

Der Bruder des Schlafes

Das nächste Mittelbild, welches ich vorstellen möchte, ist Opium. Lateinisch Papaver somniferum, oder auch Schlafmohn genannt. Seine Wirkstoffe sind die Opiumalkaloide. Gewonnen werden die Opiumalkaloide aus dem Milchsaft der Samenkapseln. Bei Vergiftung mit Mohnsaft erfolgt der Tod durch Atemlähmung.

Du Inbegriff der holden Schlummersäfte,
Du Auszug aller tödlich feinen Kräfte,
Erweise deinem Meister deine Gunst!

Faust 1. Teil
(Johann Wolfgang von Goethe)

Die frühesten Zeugnisse über den Gebrauch von Mohnsaft in der Medizin stammen von einem persischen Arzt und Physiker namens Abu Ali al-Hosein ben Abdallah Ibn Sina (980 – 1036 n. Chr.), genannt Abu Sina, im Abendland wurde er bekannt unter dem Namen Avicenna.
Er war der Verfasser vieler medizinischer Bücher, in seinem Hauptwerk „Quanun" schreibt er in Causae efficientes über den Schlaf: „Der Schlaf ist der Rückzug des Spiritus animalis aus den Sinnes- und Bewegungsorganen auf seinen Ursprungsort. Dadurch könnten nur noch die für die Aufrechterhaltung des Lebens notwendigen Organe, wie etwa die Atmung, ihre Tätigkeit verrichten.
Beim natürlichen Schlaf zieht sich der Spiritus vitalis ins Innere zurück um die Nahrung zu verdauen und reißt dabei nach dem Gesetz des leeren Raumes den Spiritus animalis mit sich. Abu Sina beschrieb als einer der ersten arabischen Ärzte Opium als süchtig machendes Arzneimittel.

Er beschrieb die Wirkung folgendermaßen:

Es stumpft den Intellekt ab, engt das Bewußtsein ein, durchkreuzt vernünftiges Beratschlagen, schwächt die Verdauung und bringt schließlich den Tod durch das Unterkühlen der natürlichen Funktionen. Ironie des Schicksals: Abu Sina starb an einer Überdosis Opium, die er sich wegen eines Kollikanfalles selbst verabreichte.

Schon sei Jahrhunderten wurde der Mohnsaft in der Chirugie als Narkosemittel gebraucht. Folgendes Rezept wurde im 12. Jahrhundert in der Bamberger Chirugie benutzt:

Opium, Bilsenkraut, Mohn, Alraune, zwei Arten von Efeu, Maulbeere, Lattich und zum guten Schluß der Schierling. All diese Mittel finden heute wie auch vor 200 Jahren Verwendung in der Behandlung von chronischen Krankheiten. Jahrhundertelang ist Opium von Allopathen wie auch Homöopathen mißbraucht worden. Dies führte zu vielen klinischen Symptomen im Arzneimittelbild von Opium, dagegen sind die Geistes- und Gemütssymptome noch sehr wenig bis gar nicht geprüft. Schon Emil Schlegel, ein großer Homöopath und Arzt, äußerte sich sehr kritisch über den schulmedizinischen Mißbrauch von Opium;.............
„Durch die gewöhnliche Mohnsaftanwendung in schmerzstillenden Gaben schmeichelt man dem Kranken, aber man heilt ihn nicht!"

Ein Opium-Patient ist in der Regel ein schwer traumatisierter Patient. Sein Trauma kann akut sein, oder aber auch schon viele Jahre zurückliegen. Oft zeigt sich das Trauma auch in seinem Träumen. Der Patient erzählte mir, daß er immer wieder den selben Traum träumt, aber niemals in der Lage ist, seinen Traum zu Ende zu träumen. Er erwacht mit einem Gefühl von unendlicher Qual, weil er sich im Unterbewußtsein klar, ist etwas grundlegendes aus seinem bsiherigen Leben wird ihm vorenthalten. Dies bedeutet nichts anderes als einen gut funktionierenden Schutzmechanismus, der Patient kommt bis zu einer bewußten Stelle, wo sein traumatisches Erlebnis seinen Anfang nahm; jetzt setzt bewußter Schutzmechanismus ein, er bewahrt den Patienten davor, aus Schmerz, Panik oder Entsetzen zu sterben! Eine Art von Amnesie befällt ihn und die Opiumpathologie nimmt ihren Lauf. Der Heilungsprozess wird ihn in die Lage versetzen, seinen Traum zu Ende zu träumen, er wird sich wieder erinnern und er kann sich jetzt mit seinem Trauma auseinandersetzen.Dadurch verliert sein Trauma die Macht über ihn.

Selten erinnert sich der Opium-Patient an seine Kindheit, noch nicht einmal Bruckstücke fallen ihm ein, meist äußert er:"Ich glaube, ich hatte eine glückliche Kindheit ohne besondere Ereignisse. Todesfälle von Geschwistern oder anderen nahestehenden Personen sind völlig aus seinem Gedächtnis gestrichen.

Um überleben zu können, war er gezwungen, solche einschneidenden Geschehnisse aus seinem Inneren zu verdrängen. Dies ist nicht gespielt,--sondern er erinnert sich wirklich nicht mehr! Er leidet unter Sinnestäuschung, Stumpfheit, Antriebsarmut und Schmerzlosigkeit. Zu Beginn seiner Erkrankung sind alle Sinne übererregt, er ist dünnhäutig, sehr gefühlsbetont und alles geht ihm sehr, sehr nahe. Sein Herz ist groß und er verspürt Liebe für alles was existiert

Diese Empfindsamkeit wandelt sich mit fortschreitender Pathologie in Überempfindlichkeit um. Er wird sehr furchtsam, sein Gehör reagiert extrem auf Geräusche und sie machen ihm Angst.

Sein Innenleben muß nur noch aus Angst und Qual bestehen, denn selbst im Zustand völliger Erstarrtheit schreckt er plötzlich auf, das schiere Entsetzen steht ihm im Gesicht geschrieben.Er flüchtet vor der Realität seines unerträglichen Lebens. Seinen eigenen Fehlern und Schwächen geht er aus dem Weg, indem er sich in seine Traumwelt flüchtet.

Die Flucht vor der Verantwortung ist ähnlich wie bei Lycopodium ein Leitsymptom von Opium.

Alle Formen von Süchten bestimmen das Opim-Bild: Kauffsucht, Spielsucht, Alkohol- und Nikotinsucht, die Sucht nach immer ausgefalleneren sexuellen Erlebnissen und letztendlich die Drogensucht.Immer schneller bewegt er sich auf den Abgrund zu, in dem er zu guter Letzt auch hinein stürzt.

Er flüchtet sich in seine Scheinwelt, die normale Welt erlebt er als Illusion und seine Phantasie gaukelt ihm schöne, betörende Dinge vor, bis er nicht mehr in der Lage ist, zwischen Realität und Illusion zu unterscheiden. Sein Organismus schüttet ein Übermaß an Endorphinen aus, die ihn in einen Zustand von permanentem Wohlbefinden versetzen, ähnlich wie bei Cammalis indica. Deshalb ist die Schmerzgrenze beim Opium-Patient sehr hoch angesetzt, obwohl auch hier die andere Seite genauso gut vorhanden sein kann, so daß der Patient überhaupt keine Schmerzen ertragen kann, und sogar bei der kleinsten Schmerzattacke ohnmächtig wird, hier wieder eine Ähnlichkeit zum Mittelbild Phosphor und Pulsatilla.

In diesem ständigen Rauschzustand verlagern sich in zunehmendem Maße seine Wahrnehmungen von außen nach innen. Seine Gefühle verwischen sich und es tritt eine Verzerrung seiner Wahrnehmungen auf. Körper, Geist und Seele werden ihrer natürlichen Form beraubt, er ist zum Schluß nur noch ein verzerrtes Fragment seiner ursprünglichen Form. Das letzte Stadium ist die völlige Erstarrung, es ist, als hätten wir einem Zombie, einen lebenden Toten vor uns. Es ist, als wäre er auf immer im Schattenreich gefangen und wartet dort auf seine Erlösung.

Das Opium ist groß, was grenzenlos begonnen,
Dehnt fort und fort in die Unendlichkeit,
Vertieft alle Lust, macht bodenlos die Zeit
Und füllt mit schwarzen, düstern Wonnen
Die Seele über ihre Faßlichkeit.

(Baudelaire)

Kapitel VIII

Die Blume des Bösen

Das nächste Mittel ist Cannabis indica- der Hanf. Er gehört wie unser heimische Hopfen Humulus lupus zu der großen Familie der Hanfgewächse.

Bei der Sorte Cannabis indica handelt es sich um den Rauschhanf, welcher schon seit mehr als 3000 Jahren kultiviert wurde. Im alten Indien diente das Haschisch als Aphrodisiakum, und auch in der tandrischen Liebeslehre, der erotischen Geheimlehre Indiens gehört das Haschischrauchen dazu,in der sexuellen Ekstase die Geheimnisse des Universums zu enthüllen.

Gott Shiva verkörpert die männliche, passive Schöpferenergie, wohingegen seine Frau Shakti, die Göttin Parvatie die aktive weibliche Schöpferkraft darstellt. Diese beiden Kräfte bilden die gegensätzlichen Pole des Universums und im Geschlechtsakt verschmelzen sie zu einer untrennbaren Einheit. Der Gott Shiva, der Erneuerer und Zerstörer sitzt im Lotussitz ruhend auf dem Himalaya. Vom Haschisch berauscht und in wollüstiger Zügellosigkeit offenbart er seine Männlichkeit, den Lingam der ganzen Welt. Seine Frau Shakti umwirbt ihn erregt und mit verführerischer Liebeskunst öffnet sie ihm ihre Weiblichkeit, die Yoni und gleitet auf den ruhenden Gott.

Im Liebesakt verwandelt sie ihre weibliche Energie zur Kundalini, zu der strahlenden Schlange, die bis dahin geruht hat, und treibt Shiva durch die Aktivierung seines Phallus zur göttlichen Ekstase.Shakti ernährt ihre Kundalini von der verströmenden Kraft des Geschlechtsaktes, Shivas und Shaktis Energien vereinigen sich und das Universum erstrahlt im göttlichen Licht und jenseits von Raum und Zeit vollzieht sich die Offenbarung! Das Mittelbild von Cann i hat als zentrales Thema die Sexualität, Suchtverhalten, Realitätsverlust, spirituellen Wahnsinn, Wahnsinn durch Liebeskummer und fast alle Formen von Wahnideen.

Cann i Patienten leiden in fortgeschrittener Pathologie an allen Formen von Ängsten. Der Prozeß der geistigen Zerrüttung beginnt meist sehr schleichend. Cann i sind überschwengliche, fröhliche und sehr gesellige Menschen, die ernsthaften Auseinandersetzungen so gut es geht aus dem Weg gehen.Auf Parties sind sie sehr gern gesehene Gäste, da sie es verstehen, überall wo sie erscheinen, Frohsinn und Heiterkeit zu verbreiten. Sie sind witzig, lachen sehr gerne und sie strahlen eine sehr starke sexuelle Anziehung aus.

Überhaupt ist die Sexualität ein großes Thema von Cann i. Oft dreht sich ihr ganzes Dasein um die Sinnesfreuden. Sehr oft verwechselt er seine sexuellen Triebe mit Liebe, da er ja auch sehr romantisch veranlagt ist.

Wen wundert es da, daß viele seiner Liebesbeziehungen im Chaos enden, da er stets versucht, seinen Partner mit allen Mitteln an sich zu binden.Zu Beginn einer Beziehung mag es ja sehr schmeichelhaft sein, wenn man auf Schritt und Tritt verfolgt wird, aber bald wird dies zu einer beengenden, einschnürenden Beziehung, die dann letztendlich nur noch auf Eifersucht, Mißtrauen und Gewalt basiert! Das zeigt, bei entsprechender Symptomatalogie, ist Cann i ein großes Mittel bei Borderline, Paranoia und Schizophrenie!

Der Cann i Patient hat auch ein sehr phantasievolles, exzentrisches Innenleben, was er auch mit hinüber in seine Träume nimmt. Diese sind wollüstig und erotisch und der Cann i Patient neigt zu nächtlichen Pollutionen und in seiner Phantasie gibt es praktische keinerlei Tabus. Er neigt zu häufigem Partnerwechsel, liebt sexuelle Spiele mit mehreren Personen beiderlei Geschlechtes und versucht so über die Sexualität sein spirituelles Bewußtsein zu erweitern.

Cann i liebt es, in einer Diskussionsrunde das Wort zu führen und er wird nicht müde, seine manchmal recht wunderlichen Theorien an den Mann zu bringen. Manchmal kann es schwierig sein, ihm im Gespräch zu folgen, da er sehr schnell spricht und auch geneigt ist, abrupt von einem Thema zum anderen zu wechseln. Ist seine Psyche schon sehr angeschlagen, nehmen seine Vorstellungen und Phantasien bizarre Formen an. Ein Cann i Patient ist schon sehr frühzeitig enttäuscht vom Leben. Nichts, aber auch gar nichts entspricht seinen schwärmerischen Vorstellungen von der Welt und den Menschen, die sie bevölkert. Von Natur aus sehr gutmütig, haut ihn der rauhe Wind, der ihm im Leben um die Nase weht, vom Schlitten.

Die Nachrichten der Medien von Mord und Todschlag, von Kriegen und Naturkatasthrophen macht ihm Angst und allmählich versucht er, sich seine eigene Welt zu zimmern. Da er sehr spirituell veranlagt ist, begibt er sich auf die Suche nach Gott und dem Sinn des Lebens.
Besonders anziehend sind die asiatischen oder indischen Religionen, wie zum Beispiel der Hinduismus, der Buddhismus, die Sufis oder Naturreligionen der Indianer. Hier glaubt er seine Ruhe und wirklichen Frieden zu finden und er widmet sich diesen Religionsstudien mit großer Begeisterung und Eifer.

Wie bei allen vorhergegangen Mitteln ist die Wunde des Cann i Patienten häufig sexueller Mißbrauch, Gewalt und tiefe Demütigung!
Sich schämen zu müssen,ist für ihn fast unerträglich und er wird von sich aus niemals über seinen Mißbrauch oder andere Demütigungen sprechen. Er verbirgt es vor seiner Umgebung, indem er unangenehme Dinge einfach ausklammert und sich mit der Zeit eine eigene Welt zimmert. Er umgibt sich mit schönen Dingen, liest schöngeistige Literatur und er vertieft sich vor allen Dingen sehr oft in das Studium der verschiedenen Weltreligionen. Um über seinen tiefen Schmerz hinwegzukommen, befasst er sich mit den großen Philisophen der verschiedenen Epochen und sucht verzweifelt nach Erklärungen über seinen immer desolateren Zustand!
Seine Angst und Verzweiflung wächst immer mehr und versetzt ihn zuletzt in einen Zustand der Lähmung. Dies kann wiederum auf allen drei Ebenen erfolgen. Sein Denkvermögen wird stark reduziert, er wird vergesslich, oder er kann Unterhaltungen nach einer Weile nicht mehr

folgen, weil sein Geist sehr schnell ermüdet. Seine Gedanken kann er nicht mehr sammeln, sie schwirren wild durch seinen Kopf und langsam bekommt er Angst.

Mit der Zeit verliert er auch das Zeitgefühl, die Stunden vergehen viel zu langsam, oder das andere Extrem, sie vergeht wie im Fluge.

Es kommt vor, das er nicht weiß, welchen Wochentag wir gerade haben, Termine oder Verabredungen kann er nicht mehr pünktlich wahrnehmen, weil er Tage, Wochen oder gar Monate verwechselt. In klaren Momenten wird er sich dessen völlig bewußt und er wird noch unsicherer und bekommt wahnsinnige Angst davor, verrückt zu werden.

Am Tage kann er seine Ängste noch einigermaßen beherrschen, aber wenn die Nacht hereinbricht, fallen ihn seine Ängste von allen Seiten wie wilde Tiere an. Viele seiner Gedanken drehen sich dann um seine Gesundheit, er mißtraut dem Arzt oder Homöopathen und will genau wissen, was er für Mittel bekommt und was sie bewirken.

Er ist sehr ängstlich und dünnhäutig; er ist meist so spirituell veranlagt, daß er in der Lage ist, seinen Körper zu verlassen und auf Reisen zu gehen. Da er aber auf außerkörperliche Erfahrungen nicht sehr gut vorbereitet ist, gerät er auch darüber in Panik, er wird schwach und erschöpft und oft fühlt er sich dem Tode nahe, weil er genau spürt, daß seine Seele den Körper verlassen will.

Ich fühle des Todesfällen Verjüngende Flut,
Zu Balsam und Äther verwandelt mein Blut
(Novalis)

Sein Körper und sein Verstand sind jetzt schon sehr zerrüttet und er spürt, wie er allmählich die Kontrolle über sich verliert. Er ist nicht in der Lage, jemandem von seinem schrecklichen Zustand zu erzählen, die Angst, die ihn jetzt voll im Griff hat, zeichnet sich nun auch schon in seinem Äußeren ab. Schon ganz junge Canni Patienten sehen eingefallen und über ihre Jahre gealtert aus. Die Augen blicken gehetzt oder haben einen irren Glanz, der Blick ist nicht mehr fixiert, sondern schweift unstet hin und her, er ist auch nicht mehr in der Lage Blickkontakt herzustellen. Später ist sein Blick starr und die Augen blicken trübe und verschleiert.

Körperlich ist Cann i ziemlich kraftlos, mit schlaffen Muskeln und er hat einen ausgesprochenen Mangel an Ausdauer und ermüdet dadurch sehr schnell. Wenn er in jungen Jahren Sport treibt, ist er für keinen Ausdauersport zu haben, er neigt zu Bänder- und Sehnenabrissen und bekommt schon nach der kleinsten Anstrengung sehr starken Muskelkater und/oder Seitenstiche. Cann i ist sehr verfroren und neigt zu häufigen Infekten, die dann auch schnell in Bronchitiden und Lungenentzündung übergehen.

Im Endstadium der Cann i Pathologie ist er wie gelähmt in seiner Angst und seinen unermeßlichen Kummer. Als letzter Ausweg flüchtet er sich in eine Psychose, um überhaupt noch in irgend einer Form überleben zu können.

Cann i -Psychosen sind geprägt von Irrwitz und äußerster Heftigkeit. Der Patient kreischt, weint und lacht in einem Atemzug, er fängt an zu singen und zu tanzen. Oft entkleidet er sich und stellt sich hin wie Christus am Kreuz und hält endlose Reden über Gott und die ewige Verdammnis.

Manchmal hält er sich selbst für Gott oder einen Boten Gottes und er möchte die Menschheit zum Guten bekehren.

Ebenfalls wie bei Stram und Hyos fühlt er sich von dunklen Wesen verfolgt und bedroht. Teufel und Dämonen drohen ihn in die Hölle zu entführen. Es kommt sogar vor, daß sich Cann i in eine multiple Persönlichkeit verwandelt. Nun findet seine Pein kein Ende.

Er verwandelt sich in viele verschiedene Wesen, die Streitgespräche führen. Auf diese Weise fühlt er sich ähnlich wie Anac ständig zwischen zwei Extremen hin und hergerissen. Das vorprogrammierte Ende ist völlige Erstarrung und Lethargie und er zieht sich vollkommen in sein Innerstes zurück!

Die Pfeife
Ich bin die Pfeife, die ein Dichter raucht.
An meinem Aussehn kann man schaun-
Äthiopisch ist es oder kaffebraun-
Wie tüchtig mein Gebieter mich gebraucht.

Wenn er vom Schmerze überwältigt leidet,
Wie eine Bauernhütte qualm ich dann.
Wie schon die Küche für den Ackermann,
Der bald vom Felde kehrt, das Mahl bereitet.

Ich schlinge ein und schaukle seine Seele
In einem Netz aus blaubewegter Luft.
Die leichthin meinem Feuermaul entquillt.

Ich wälze einen mächtigen Balsamduft.
Der seinem Herzen zur Erquickung schwele,
Lindernd die Qual, die seinen Geist erfüllt.

(Charles Baudelaire)

Kapitel IX

Und erlöse mich
von meinem Übel

Veratrum album- weißer Germer- weiße Nieswurz; diese Pflanze gehört zu den Liliengewächsen. Es ist eine 50 cm bis 150 cm hohe Staude. Der Stengel ist beblättert und die Blätter sind breit- eiförmig, ganzrandig und wechselständig.

Ihre Blüte ist eine grünweiße Rispe und sie blüht im Juni bis August. Die Droge ist die Radix oder Rhizoma veratri albi. Die Wurzel wird ca 8 cm lang, 3 cm dick und ihre Farbe schwankt von Graubraun bis fast schwarz. Die Radix ist meist dreiköpfig, kugelig oder kugelförmig geringelt und ihre Geschmack ist scharf und bitter. Die Wurzel zu Pulver gerieben reißt zum Niesen und wurde früher auch als Niespulver verwendet. Schon 1/50 000tel Gramm reicht aus, um die Schleimhäute zu reizen, die Pflanze ist in allen Teilen sehr giftig. Die Droge sind steroidähnliche Alkaloide, unter anderm Proveratrin A und B, welches von der Firma Sandoz als blutdrucksenkendes Mittel vertrieben wird.

Bereits 1 bis 2 Gramm Drogenpulver über die Schleimhäute aufgenommen führt zum Tode durch Atemlähmung und Lähmung des Kreislaufes. Die Veratrumalkaloide sind so stark wirksam, daß sie sogar über unverletzte Haut aufgenommen werden können. Sie bewirken eine enorme Steigerung der Erregbarkeit, starken Juckreiz, Brennen auf den Nasenschleimhäuten, der Mundschleimhaut, bis Rachen und Bronchien, sowie heftigen stakkatoähnlichen Niesreiz. Diese Smptome werden abgelöst von einer kompletten Schmerzunempfindlichkeit- der Anästhesie-Anästhesia dolorosa.

Die getrockneten Blätter geraucht, führen zu starken Durchfällen unter schmerzhafter Beteiligung des Magen- Darmtraktes. Außerdem kommt es über längeren Zeitraum zu sporadischen Durchfällen.Diese klinischen Sympotme durch den Mißbrauch dieser giftigen Droge haben uns Homöopathen ein wunderbares Heilmittel beschert, welches in unserer Zeit immer mehr Verwendung findet.

Erlösung hoffen wir und Heil
In wesenlosen Traumesgaben-
Da wir doch Götter sind und teil
Am Urbeginn der Schöpfung haben.
(Hermann Hesse)

Ein Kind, welches Veratrum album benötigt, ist wirklich sehr krank, sei es auf der körperlichen, geistigen oder seelischen Ebene. Bereits im Mutterleib hat es die ersten Schäden davon getragen, möglicherweise war die Mutter schon fortgeschritten krank, die Schwangerschaft verlief schon ziemlich dramatisch, oder die Mutter erlitt psyhcische Beeinträchtigungen durch eine problembeladene Beziehung. Eine Veratrum album-Pathologie bei Kindern tritt meist auf durch schwerste, traumatische Ereignisse, durch eine Frühgeburt, durch Schocks, medizinische Eingriffe und nicht zuletzt durch die verheeerenden Mehrfachimpfungen, denen unsere Kinder durch die Schulmedizin leider immer noch ausgesetzt sind.
Die Folge dieser Traumen sind alle Formen von emotionalen und geistigen Störungen bis hin zum Autismus. Es kommt zu einer Übererregbarkeit aller Sinne, dem dann das Gegenteil folgt, nämlich Stumpfheit, schweres Begreifen, Fieberkrämpfe, die dann meist in Gehinrkrämpfe übergehen. Gehirnhautentzündung, Gehinentzündung, rasende Wutattacken, das Kind läuft beim Schreien blau an und es ist am ganzen Körper verkrampft. Die Hyperaktivität wechselt mit tiefsten Depressionen ab. Dieser Zustand ist wesentlich bedrohlicher, da dieses Kind in so tiefe Depression verfällt, daß es nicht mehr leben möchte.
Es fühlt sich bedroht, in der Welt, in der es lebt, alles macht ihm Angst. Das Verat-Kind wird mit der zeit extrem geräuschempfindlich, es mag

keine laute Musik und auf lauten Festen verliert es völlig die Fassung. Ein sechsjähriger kleiner Verat-Patient sagte während einer Behandlung zu mir:"Ich wünschte, ich wäre schon jetzt im Himmel, da ist es für mich sicherer!"

Verat ist sehr ängstlich, es hängt ständig am Rockzipfel der Mutter, die Mutter darf kaum den Raum verlassen. Ständig vergewissert sich das Kind, daß seine Mutter in seiner Nähe ist, es hat immer große Angst, es wäre verlassen worden.

Verat ist sehr frühreif, schon in ganz jungen Jahren fragt es nach dem Sinn des Lebens, wer ist Gott, warum sind wir auf der Welt? Es entwickelt ein sehr gutes Gespür für die Schwächen anderer Menschen und mit messerscharfer Treffsicherheit legt es seinen Finger auf die Wunde seiner Mitmenschen. Verat kritisiert alles und jeden, verträgt aber selbst nicht die geringste Kritik. Niemals gibt Verat einen Fehler zu, er versteht es meisterlich, Tatachen derartig zu verdrehen, daß sein Gegenüber genervt aufgibt, da er langsam an seinen eigenen Wahrnehmungen zweifelt.

Für emotionale Schwingungen besitzt Verat sehr feine Antennen und er ragiert darauf wie ein Seismograph. Die Grenze zum Wahnsinn ist bei Verat album dünner ausgeprägt als bei anderen Mitteln. Die Dünnhäutigkeit von Verat zeigt sich auch hier wieder auf allen drei Ebenen. Das Verat-Kind besitzt eine sehr dünne, durchscheinende , mit feinen blauen Äderchen durchzogene Haut. Besonders ausgeprägt sind die kleinen Äderchen an den Schläfen des Kindes.

Ihre Gefäße sind sehr empfindlich, dünn und durchlässig, sie bekommen sehr schnell blaue Flecken und neigen sehr zu Nasenbluten. Zu Beginn der Verat-Pathologie ist das Kind noch sehr schmerzempfindlich. Das ändert sich bald, denn das Kind tötet mit der Zeit seine Schmerzempfindlichkeit bewußt ab.Diese Symptomatik haben wir auch bei den meisten Stramonium und Opiumfällen!

Einem Verat-Kind wurde in seinem Leben sehr oft sehr wehgetan, sei es körperlich, geistig oder seelisch. Um zu überleben, schaltet es mit der Zeit seine Gefühlsregungen immer mehr aus. Wird es ausgeschimpft, reagiert es mit völliger Teilnahmslosigkeit, die Augenfarbe verändert sich und die Augen werden hell wie Wasser und sie blicken kalt wie Eis! Gebote und Verbote nimmt es achselzuckend zur Kenntnis und macht aber trotzdem weiter wie bisher.

In der Schule klinkt Verat sich meist aus, seine Wahrnehmung ist eingeschränkt, bei geistiger Anstrengung bekommt es Kopfschmerzen, das Kind wirkt völlig interessenlos, manchmal erscheint es richtig schwer von Begriff, es ist ideenlos, seine Sprache ist verzögert und kausale Zusammenhänge werden gar nicht oder nur schwer begriffen. Das Kind entfernt sich immer mehr von der Gemeinschaft, es fügt sich nicht ein bei Gruppenarbeiten in der Schule oder bei Gruppenspielen im Kindergarten. Das Kind wird mit der Zeit immer mehr zum Einzelgänger und dadurch sehr einsam!

Es zieht sich immer mehr in sich zurück und bekommt einen großen Haß auf die Welt im allgemeinen und auf die Menschen, mit denen es umgehen muß. Dadurch entwickelt es sich langsam zu einen richtigen Ekelpaket und kaum jemand ist noch in der Lage, mit solch einem Kind noch liebevoll und freundlich umzugehen. Das Kind wird rechthaberisch, eigensinnig und überaus zänkisch.

Von Gefühlen wie Zuneigung, Liebe und Wärme hat es sich mit der Zeit selbst abgeschnitten und es fühlt sich nun sogar von Gott verlassen. Nun kommt der Zeitpunkt, wo dieses Kind glaubt, es wäre vom Teufel besessen und es kommen Äußerungen, wie „in meinem Kopf ist etwas nicht richtig," oder : „ich habe ein komisches Gefühl in meinem Kopf."

In den wenigen klaren Momenten bemerkt das Verat-Kind, wie sehr es mittlerweile abgeschnitten ist von Gott und auch von seiner engsten Familie und es wird von tiefem Kummer und grenzenloser Verzweiflung überwältigt. In diesem Momenten wünscht es sich den Tod!

Es sitzt nachts in seinem Bett und ringt die Hände in abgrundtiefer Verzweiflung und betet inbrünstig um Erlösung. Sein Gesicht ist von Kummer verzerrt und sein Weinen kommt aus seiner tiefsten Seele, der gan-

ze Körper ist vom Weinen geschüttelt und es ist entsetztlich, mit ansehen zu müssen, wie dieses bedauernswerte Kind leidet Während einer
Behandlung eines Verat-Kindes, sagte diese Kind, gerade 4 Jahre alt zu
mir: „Die Tränen wische ich nicht weg, sie sind gut, sie machen die Traurigkeit weg." Schon eine Dosis Veratrum album wird diesem Kind wieder neuen Lebensmut schenken und es in die Lage versetzen, Gefühle und Emotionen zu entwickeln und auch wieder offen zu zeigen.

So zwischen Mutter und Vater,
So zwischen Leib und Geist
Zögert der Schöpfung gebrechlichstes Kind,
Zitternde Seele Mensch, des Leidens fähig
Wie kein anderes Wesen, und fähig des Höchsten:
Gläubiger, hoffender Liebe.

Schwer ist sein Weg, Sünde und Tod seine Speise,
Oft verirrt er ins Finstere, oft wär ihm
Besser, niemals erschaffen zu sein.
Ewig aber strahlt über ihm seine Sehnsucht,
Seine Bestimmung: das Licht, der Geist,
Und wir fühlen, ihn den Gefährdeten,
Liebt der Ewige mit besonderer Liebe.
(Hermann Hesse)

Der Verat-Erwachsene ist nicht leicht zu erkennen, weil er fast immer
mit Phos verwechselt wird (Phos ist oft als Schicht unter Verat gele-
gen).Man muß schon versuchen Verat-Erwachsene aus der Reserve zu
locken, Verat ist dann nicht mehr so charmant und verbindlich wie Phos,
sondern dann kommt Sturheit und Rechthaberei zum Vorschein. Denn
auch ebenso wie das Verat-Kind nur Recht haben will, beharrt der
Erwachsene Verat auf seiner Meinung! Sie versuchen auch wenn etwas
schief geht, es auf äußere Umstände zu schieben, ähnlich wie Hyos und
Ladesig. Bei Verat-Frauen ist häufig der Genital-Trakt in Mitleidenschaft

gezogen. Die Frauen leiden unter wahnsinnigen Menstruations-schmerzen, bis hin zur Ohnmacht, durch die Schmerzen.Auch erwachsene Verat sind wahrheitsliebend bis zur Selbstaufgabe, und ich denke viele Menschen die im Krieg hingerichtet wurden, weil sie gegen Hitler waren, waren Veratrum album oder Causticum. Frauen und Männer, welche Verat benötigen, leiden sehr häufig an geistigen Störungen, beginnend bei schweren Neurosen, Psychosen aller Art, multiple Persönlichkeiten und vor allen Dingen ist Verat ein ausgezeichnetes Mittel bei Borderline.

Kapitel X

Das Tor zum Hades

Aconitum napellus, blauer Eisenhut, oder auch Sturmhut genannt, gehört zu der Familie der Hahnenfußgewächse. Er ist eine sehr weit verbreitete Pflanze und kommt in den Alpen und im gesamten Mittelgebirgsraum Europas vor.

Bevorzugte Standorte sind Bachläufe und feuchte Wiesen und heutzutage finden wir ihn als Zierpflanze in fast allen Gärten. Acon ist eine krautige Staude, ihre Blätter sind handförmig 5 bis 7fach geteilt und sie wird zwischen 50 und 150 cm hoch. Ihre Blüte besteht aus vielen blauen, helmförmigen Blüten, die eine endständige Traube bilden. Die Blütezeit ist zwischen Juni und August. Giftig ist die ganze Pflanze, besonders aber die Wurzeln und der Samen. Die Knolle ist dunkelbraun, derb, prall oder etwas längsrunzelig, 4-8 cm lang und ca. 2cm dick, kurz oder gestreckt rübenförmig. Der Geschmack ist süßlich, dann kratzend und später würgend scharf.

Vergiftungen werden wie folgt beschrieben:

Kälteempfindlichkeit, Empfindungsstörungen, Übelkeit, große Erregung, Herzrhythmusstörung, Krämpfe, Lähmung der Zunge, der Gesichts- und Extremitätenmuskeln, zuletzt tritt der Tod ein, hervorgerufen durch Atemlähmung. Auch bei diesem Mittel haben uns die Vergiftungssymptome ein großes homöopathisches Heilmittel beschert. Allein für dieses Mittel sind wir Hahnemann zu großem Dank verpflichtet. Vielen Kindern konnte mit diesem Mittel bei akuten, schweren Erkrankungen schnell und dauerhaft geholfen werden. Aber Acon ist nicht nur ein großes Akutmittel, nein, es kann viel mehr und es zeigt seine große Heilkraft auch in schwersten, chronischen Fällen, bis hin zu ausgeprägten Psychosen und Manien.

Kennzeichnend für eine Acon Pathologie ist die Anspannung, die Heftigkeit und die Schnelligkeit, mit der sich die verschiedenen Symptome zeigen. Dies gilt nur zu Anfang einer pathologischen Entwicklung, denn in fortgeschrittener Pathologie kommt es zum Umkehreffekt und es kommt zu einer enormen Verlangsamung bis hin zu Lähmungen.Dies gilt natürlich wieder für alle drei Ebenen. Egal, auf welcher Ebene sich eine Erkrankung beim Patienten zeigt, seine Symptome sind anfangs immer von großer Angst gekennzeichnet. In späteren Stadien sind die Ängste sehr stark maskiert und im ersten Moment nicht immer sichtbar und fühlbar.

Im Gegensatz zu Acon hat z.B. Belladonna viel weniger Angst im Anfangsstadium seiner Erkrankung. Erst viel später entwickelt Belladonna Panikatacken und Angstneurosen, welche zwar sehr heftig velaufen, aber der Beginn ist nicht gar so rasend wie bei Acon.

Zu Beginn einer Acon-Pathologie ist die Todesangst mit all seinen Fascetten noch heftiger ausgeprägt als bei Stramonium, Belladonna oder Veratrum. Das Acon-Kind ist Tag und Nacht von panischer Angst vor dem Tod besetzt.

Alles macht ihm Angst, das Kind steht permanent unter einer fürchterlichen Anspannung, die sich später auch in seiner Körpersprache ausdrückt. Es kann sich schon in jungen Jahren zu einem ausgewachsenen Hypochronder entwickeln, es achtet sehr auf körperliche Signale. Bei jeder kleinsten Erkrankung glaubt es, gleich sterben zu müssen. Manchmal sagt es sogar seine Todesstunde voraus.

Das tägliche Leben ist für Acon auch ein täglicher Kampf ums Überleben! Es ist niemals entspannt und locker, immer ist es gerüstet, sich retten zu müssen. Auch bei diesem Mittel ist der Schlaf keine Entspannung oder gar Erholung für Körper, Geist und Seele. Da das Kind selbst im Schlaf noch sehr verkrampft ist, klagt es auch häufig über Muskel- und Knochenschmerzen. In der Tiefschlafphase kann das Kind dann endlich loslassen, hierbei kommt es genau wie bei Stram und Verat dann zum Einnässen. Dies kann sich über Jahre hinziehen, ich habe kleine Acon-Patienten, die noch bis zum 10. Lebensjahr gelegentlich ins Bett machen.

Das Trauma bei Acon-Patienten ist Verlassenheit, Mißhandlung, Schokksituationen, großer Schreck, Geburt unter akuter Lebensgejahr und natürlich wieder alle Impfungen, die unseren Kindern leider noch immer angetan werden!

Die Nächte sind für das Acon-Kind der absolute Horror, sie sind erfüllt von qualvoller Angst, das Kind hat Visionen von Dämonen und Spukgestalten. Es träumt von Skeletten, Totenköpfen und feuerspeienden Drachen. Oft sieht es sich im Traum tot im Sarg liegen, oder es träumt gar, lebendig begraben zu werden! Acon Kinder sowie auch Acon-Erwachsene haben sehr große Angst vor dem Ersticken. Auf der körperlichen Ebene äußert sich das mit extremer Atemnot, Herzklopfen und großem Beengungsgefühl in der Brust.

Einerseits hat das Acon-Kind irrsinnige Angst vor der Hölle, vor dem Tod und den dämonischen Gestalten, die für ihn das Jenseits verkörpern, auf der anderen Seite wird es von all dem Grauen auch sehr angezogen.

Seine Spiele sind meist ziemlich gewalttätig. Beliebt sind Ritterspiele, die aber manchmal sehr realistisch ausfallen können, und manchmal fließt dabei auch Blut, weil es sich im Zweikampf mit dem Schwert völlig vergißt und dabei umbarmherzig auf seinen Gegner eindrischt.

Lebet wohl, ihr seligen Gefilde, wo
Die Freude ewig wohnt, willkommen Schreckniss
der Unterwelt, willkommen tiefste Hölle,
Empfange deinen neuen Eigentümer!
(John Milton)
Das verlorene Paradies

Jedesmal, wenn ich in meiner Praxis mit einem Acon-Kind zu tun bekomme, befällt mich ein großes Unbehagen und ich beginne zu frösteln. Das Kind strahlt eine Kälte und Unbarmherzigkeit aus, die mich tief berührt Indem das Kind mir von seinen Gewalttaten erzählt, bleibt es völlig unberührt und gelassen! Die schwarze Magie zieht es besonders an, es liebt es, Amulette zu tragen und magische Steine bevölkern seine Hosentaschen. Es hört sehr gerne Märchen über Magie, Hexenkünste und Zauberei. Sehr oft glaubt es, selbst magische Kräfte zu haben, ist aber auch sehr abergläubisch. Es kommt vor, daß es seiner Mutter erzählt, jemand aus seiner Klasse hätte ihm den bösen Blick gesandt, seither ginge es ihm sehr schlecht.

Das heftige Agieren und Reagieren hinterläßt bei Acon seine Spuren. Die Tage sind schon sehr anstrengend, da das Acon-Kind immer bis an den Rand seiner Kraft geht und auch nachts nicht oder nur sehr selten dazu kommt, seine leeren Batterien wieder aufzuladen. Im Gegenteil! Der aufregende Tag spiegelt sich ja noch einmal in seinen Träumen wider und sein Schlaf ist selten erquickend für Leib und Seele. Dementsprechend ist das Kind morgens nicht ausgeruht, sondern es fühlt sich am ganzen Körper wie zerschlagen.

Da das Kind ja ständig unter Hochspannung steht, ist die Schule oder Kindergarten eine Qual für ihn, wenn es stillsitzen muß. Das Schulkind ist gezwungen, den ganzen Vormittag sitzend zu verbringen und dabei auch noch dem Schulunterricht so gut es geht zu folgen. Für ein Accon-Kind ist dies so gut wie unmöglich. Schon nach kurzer Zeit fängt es an, unruhig auf seinem Hosenboden hin und her zu rutschen, seine Füße sind in ständiger Bewegung und seine Finger zupfen und zerren an irgendwelchen Gegenständen herum, oder es zerbröselt Radiergummis oder die Ränder seiner Schulhefte.

Wenn es gar nicht mehr sitzen kann, steht das Acon-Kind unaufgefordert auf und rennt im Klassenzimmer umher. Auf diese Weise stört es ständig den Unterricht und seine Mitschüler. Er zieht sich den Ärger seiner Lehrerin und seiner genervten Mitschüler zu. Wird es daraufhin ermahnt, reagiert das Kind mit Agression oder es fängt an, den Clown zu spielen, um die Klasse mit sich zu reissen.

Selten ist Acon gut gelaunt, der Gesichtsausdruck ist meist mürrisch und verdrießlich, die Augenbrauen sind finster zusammengezogen,- schlechter geht es ihm morgens, aus gutem Grund, wie wir mittlerweile wissen. Das Acon-Kind ist sehr zänkisch und zornmütig, sein Zorn flammt jählings auf und es schlägt dann ohne Vorwarnung sofort zu. Es ist erschreckend und sehr beängstigend zu sehen, mit welch einem Haß und rasendem Zorn dieses Kind auf sein Opfer einschlägt.

Sein Verstand hat es in diesem Moment völig verlassen und es ist in der Lage, sein Opfer in der Weißglut seines Zornes auch umzubringen. In diesem Blutrausch ist es kaum zu bändigen, es beißt in die Ohren und den Hals. Hat es sich gar in sein Opfer verbissen, kann man kaum seine verkrampfen Kiefer öffnen.

Seine Finger sind in sein Opfer verkrallt und sein Körper ist bretthart gespannt. Ist der Anfall vorbei, äußert das Kind, ein roter Nebel hätte sich über allem ausgebreitet und es währe nicht mehr Herr seiner Sinne gewesen.

In fortgeschrittener Pathologie verwandelt sich die Angespanntheit und nervöse Reizbarkeit in Stumpfsinn und Lethargie. Sein Denkvermögen ist dann stark gestört und es bekommt Schwierigkeiten beim Lesen und Schreiben. Es wird vergeßlich, oder seine Gedanken schwirren ihm wie Hornissen durch den Kopf. Das Kind wird sehr schreckhaft und reagiert sehr überempfindlich auf laute Musik und plötzliche Geräusche. Es macht sich über alles Sorgen, vor allen Dingen um seine Gesundheit und es wird hellsichtig. Seine Stimmung schwankt zwischen manischer Ausgelassenheit und mürrischer Verdrießlichkeit. Der erwachsene Acon ist nicht ganz so extrem, zumindest nicht so auffällig, weil er es natürlich viel besser versteht, seine Beschwerden und vor allen Dingen seine Vielzahl von Ängsten zu tarnen.

Trotzdem ist auch beim erwachsenen Acon das Leitsymptom, egal auf welcher Ebene sich seine Leiden abspielen, geprägt von qualvoller Angst! Um aber im alltäglichen Leben einigermaßen bestehen zu können, setzt er seine Ängste fast immer in Bezug auf körperliche Symptome, meist gesteht er sich Störungen auf der emotionalen und seelischen Ebene nicht ein. Es ist also kein Wunder, daß bei vielen Acon Patienten die Atemwege und das Herz sehr stark betroffen sind.

Oft hat der Patient sehr große Angst vor akutem Herzversagen, er leidet unter angstvollen Beklemmungen, welche sich im Brustbereich sowie auch im Magen-Darm-Trakt manifesteren können. Bei der Schilderung seiner Leiden wirkt der Patient äußerst angespannt und sein Gesichtsausdruck wirkt ängstlich oder agressiv.

Einer seiner größten Ängste ist die Angst vor dem Ersticken, aus diesem Grund bewirkt schon ein leichtes Verschlucken, daß der Patient in Panik gerät Sehr oft leidet er auch unter einer Lähmung des Kehldeckels Die Beengungsgefühle in der Brust befallen ihn nicht nur tagsüber, sondern in viel schlimmerer Form auch nachts Er gerät außer sich vor Panik, weil er bei Atembeklemmungen glaubt, er würde jetzt sofort ersticken, oder er hätte einen Herzinfarkt..

Acon verrichtet seine Arbeit in großer Hast, sowie alles was er tut, unter dem Eindruck von großer Eile geschiet.Man hat den Eindruck, er versucht, wenn auch erfolglos, vor seinen Ängsten davonzulaufen.

Schreitet die Pathologie weiter fort, spitzt sich auch sein Zustand langsam zu. Seine Stimmung, die ja sowieso schon sehr starken Schwankungen unterworfen war, ist jetzt fast nur noch negativ. Er wird äußerst schreckhaft, geräuschempfindlich, übellaunig, schon Lapalien regen ihn über die Maßen auf, Dinge über die er früher locker hinwegsehen konnte, sind nun der Anlaß zu stundenlangen Streittiraden.

Es gibt Tage, da ist er sehr geschwätzig, ja heiter und ausgelassen, dies schlägt ganz schnell in mürrische Verdrießlichkeit und Unlust um und er wird schweigsam und maulfaul, jedes Wort muß man ihm aus der Nase ziehen. Wird ihm dies zu viel, reagiert er mit großer Agression und regelrechten Tobsuchtanfällen. Die Manien zeichnen sich durch schreckliche Heftigkeit aus. Der Kranke kreischt und singt, kaspert herum, oder er bricht in heftige Wutanfälle aus, mit übermenschlichen Kräften setzt er sich zur Wehr und ist kaum noch zu bändigen. Man muß ihn gewaltsam im Bett fixieren, da er immer wieder versucht, aus dem Krankenzimmer oder gar aus dem Haus zu laufen.

Letztendlich versinkt er in tiefen, schweigsamen Kummer, er sitzt stundenlang bewegungslos da und es sieht aus, als wäre jegliches Leben aus ihm gewichen. Jetzt kann ihm schon eine Dosis Aconitum aus die-

sem Verlies aus Angst und Schrecken befreien und ihn ins Leben zurük-
krufen, in ein Leben voller Licht und Wärme!

Verstörtes Gelächter erfüllt sein Gefängnis
Und führt seine Seele in Wahn und Verhängnis;
Der Zweifel umschleicht ihn und Angst seinen Geist
In hundert Gestalten und schrecklich umkreist;

Erlauchtheit umfangen im feuchten Gelaß,
Der Fratzen, der Schwarm der Gespenster im Haß,
Die aufgescheucht hinter ihm summen,....der Jammer...........

Der Träumer erwacht vom Entsetzen der Kammer -
Dein Gleichnis, oh Seele voll dunkelsten Traums,
Erstickt von den Mauern des endlichen Raums!
(Baudelaire)

Kapitel XI

Sodom und Gomorrha

Das Bilsenkraut- Hyoscyamus niger gehört zur Familie der Nachtschattengewächse. Es ist auf der ganzen Welt verbreitet, hauptsächlich in Mitteleuropa, Australien, Nordamerika und Nord- und Westasien. Bei uns im mittleren Europa hat es sich vorwiegend an Wegrändern und Schuttplätzen angesiedelt. Hyos ist eine meist 2jährige, bis zu 80 cm hohe, klebrig-zottige Pflanze mit widerlichem Geruch. Seine Blätter sind mattgrün, buchtig, gezähnt und wechselständig.

Die Blüten erscheinen fast sitzend in einseitswendigen Wickeln, trichterförmig und schwefelgelb mit netzartigem Geäder. Die Frucht bildet eine Deckelkapsel. Die Blütezeit ist zwischen Juni und September. Die Pflanze ist in allen Teilen sehr giftig, besonders aber Wurzel und Samen. Die Droge bilden die Bilsenkrautblätter-Folia Hyoscyami.. Die Blätter und Triebspitzen werden zur Blütezeit gesammelt. Schon 0,5 gr der Blätter sind giftig und 15 Samenkörner sind für Kinder tödlich. Die Hauptwirkstoffe in den Blättern, Wurzeln und Samen sind Alkaloide wie- Atropin, (hier sehen wir die nahen Verwandtschaft mit der Droge Belladonna), Hyoscyamin, Hyoscyn und Scopolamin.

(Scopolamin findet in der Schulmedizin Anwendung als Antiparkinsonmittel). Ist die Hyos-Pflanze sehr stark von Mehltau befallen, senkt sich der Alkaloidspiegel in der Pflanze erheblich. Also kann man in der Natur davon ausgehen, Pflanzen die vom Mehltau befallen werden, wurden vorher vergiftet. Siehe die Rosen, die ja permanent gespritzt und gedüngt werden.

Bei einer Vergiftung mit Bilsenkraut in höheren Dosen kommt es zu heftigen Erregungszuständen, Krämpfen, Halluzinationen und Lähmungen. Dies wird therapeutisch ausgenutzt, indem man den Patienten bei extremen Erregungszuständen dämpfen kann, indem man ihn in einen Dämmerschlaf versetzt.

Die Vergiftungserscheinungen beginnen mit großer Erregung, auffallende Heiterkeit, später folgt Tobsucht, Sinnestäuschungen, auf der körperlichen Ebene kommt es zu starker Hautrötung, heftigem Durst, meist gefolgt von quälender Übelkeit und Erbrechen und die Pupillen sind erweitert ähnlich wie bei Belladonna. Es folgen Benommenheit, starke Kopfschmerzen, Schock, Schluck- und Sprechstörung, Herzrasen und zuletzt Bewußtlosigkeit gefolgt von Tod durch Atemlähmung.

Da es sich beim Bilsenkraut um eine stark halluzinogene Droge handelt, wurde diese Droge vielen Liebesträken beigemischt, da es den Ruf hatte, potenzfördernd zu sein. Außerdem wurde Hyos schon in den Anfängen der Schulmezin als Narkosemittel benutzt, oder es wurde Narkosemitteln wie Opium beigemischt.
In der Homöopathie hat Hyoscyamus einen vorderen Platz unter den Polycresten- also den gutgeprüften Mitteln eingenommen, nicht zuletzt deshalb, weil wir Homöopathen es leider immer häufiger bei emotional und geistig gestörten Kindern und Jugendlichen anwenden müssen. Die überaus starke Wirkung von Hyos auf das zentrale Nervensystem hat uns ein wirksames Mittel in der Klassischen Homöopathie beschert und wenn alle anderen Symptome passen heilt es Meningits, Krämpfe und alle Arten von Geisteskrankheiten.
Die Übererregbarkeit aller Sinne kann natürlich auch ins Gegenteil umschlagen, indem es auf allen drei Ebenen zu Lähmungen kommt. Die Geistes- und Gemütssymptome sind sehr ausgeprägt und zeichenen sich vor allen Dingen durch seine extreme Heftigkeit, die rasende Wut und an Wahnsinn grenzende Angst und großen Arwohn aus. Die zentralen Themen bei Kindern, welche Hyoscyamus benötigen, sind Mißbrauch, permanente Demütigungen, extreme körperliche, geistige und seelische Mißhandlungen und Verlassenheit.
 Bei der Fallaufnahme eines Hyos-Kindes fällt auf, daß es permanent lächelt und beständig Blickkontakt sucht. Kleine Mädchen lachen albern, heben dabei ihr Röckchen oder ziehen an ihrer Unterhose, oder ziehen diese sogar aus. Das Lachen von Hyos ist stark sexualisiert, her-

ausfordernd und manchmal auch richtiggehend unverschämt.Aus den Augenwinkeln heraus beobachtet das Kind sehr genau seine Wirkung auf den Homöopathen.

Das Hyos-Mädchen hat auch keine Schwierigkeiten, sogar wildfremden Männern auf den Schoss zu klettern und sofort mit ihm zu flirten. Seine Finger zupfen und zerren an den Kleidern des Erwachsenen, seine Bewegungen sind herausfordernd und sinnlich. Hyos-Jungen spielen ganz offen an ihren Genitalien, kneten und reißen an ihrem Penis oder begrapschen die Brüste ihrer Mütter. Bei diesen Handlungen lacht der Hyos-Junge laut und herausfordernd.

Ich gab einmal einem Jungen ein Blatt Papier zum malen. Er malte riesige Brüste und erigierte Penisse, zum Zeitpunkt der Neufaufnahme war er gerade 5 Jahre alt geworden!

Das Hyos-Kind ist besetzt von Furcht, Panik und dem Gefühl, seiner Umgebung völlig ausgeliefert zu sein. Oft wurde es jahrelang mißbraucht, meist von engen Freunden oder Verwandten.

Echte Gefühle von Liebe und Geborgenheit sind ihm völlig fremd, es ist jahrelang so gedemütigt worden, daß es glaubt, nur wenn es sich anpasst und sich wie eine Marionette allem hingiebt, was von ihm gefordert wird, könnte es überleben.

Steigt nieder, nieder arme Opferlämmer,
Den Weg, der zu der Hölle Pforte geht,
Und taucht zum Grund des Schachts, wo schwarz im Dämmer
Vom Wind gepeischt, der nicht vom Himmel weht,

Die Sünden brodeln, mit Gewitterkrachen.
Betörte Schatten, rennt nach Schwichtigung!
Nie werdet satt ihr eure Süchte machen
Und eure Lust heckt eure Züchtigung
(Baudelaire)

Das Kind liest in allen Signalen, die es empfängt, sexuelle Botschaften! Es glaubt, solange es sich den sexuellen Spielen hingibt, wäre es sicher vor Folterqualen, Schlägen und grausamsten Mißhandlungen. Lächelnd erzählen mir solche mißbrauchten Kinder die ungeheuerlichsten Greueltaten ihrer Eltern, Großeltern oder Onkels.

Ein Hyos-Kind mit einer derartigen Mißbrauchsthematik entwickelt mit den Jahren eine besondere Überlebensstrategie! Es macht emotional und seelisch völlig zu und redet sich mit der Zeit sogar ein, daß sein Leben ja gar nicht so schlecht sei. Es beginnt mit der Zeit zu begreifen, daß die Sexuallität eine ungeheure Macht darstellt. Und es beginnt diese Macht auch auszunutzen.

Unter Prostituierten werden mit Sicherheit viele Fälle von Hyoscymus - Patienten zu finden sein, die aus der Schraube von Gewalt und sexueller Abhängigkeit allein nicht mehr herausfinden. Ich habe mittlerweile viele Hyos-Kinder behandelt und bin jedesmal wieder aufs Neue erschüttert, was diese armen Menschenkinder unter den Augen der schweigenden Mitmenschen- und in diesem Falle auch der Mitschuldigen erdulden mußten.

Man glaubt nach solchen Geschichten gar nicht mehr, daß ein Mensch noch in der Lage wäre, zu leben. Und doch ist es so! Das menschliche Gehirn ist ein Weltmeister in Verdrängung und gerade Kinder haben einen ungeheuren Mut zum Leben. Aber die Schäden in diesem armen Menschenkind sind so tief und die Wunden sind fast unheilbar geschlagen, daß es fast an ein Wunder grenzt, wie diese Kinder nach einer homöopathischen Behandlung wieder zu neuem Leben erwachen!

Nicht immer steht hinter einer Hyos-Pathologie eine direkte Mißbrauchsthematik, häufig kommt es vor, daß die Kinder Zuschauer von sexuellen Handlungen werden, dies sind dann aber sexuelle Handlungen, die durch ihre Art und Weise, wie sie ausgeführt werden, den Kindern eine ungeheure Angst einjagen.Meisst sind diese Kinder in einem Alter, wo sie zwischen dem Liebesakt und Gewaltanwendung noch nicht unterscheiden können. Den Eltern ist es meist äußerst peinlich, in dieser Situation überrascht zu werden, und anstatt das Kind über die Situation aufzuklären, reagieren die meisten Eltern mit Zorn und Abweisung.

Hier wird dann schon der Grundstein zu einen höchst ambivalenten Verhältnis zur Körperlichkeit gelegt.Zu einem Hyos-Fall kann sich auch ein Kind entwickeln, deren Mutter schon in der Schwangerschaft gedemütigt, geschlagen und sexuellen Praktiken unterworfen wurde, die die Mutter ablehnte, oder vor der sie Ekelgefühle entwickelte. Es kommt auch vor, daß eine Mutter während der Schwangerschaft einen überaus starken Drang zur geschlechtlichen Vereinigung verspürt und wenn sie diesem Drang unkontrolliert nachgibt, sie diese Hemmungslosigkeit auf das ungeborene Kind überträgt.

Selten spricht das das Hyos-Kind über seinen Leidensweg, mit wem sollte es auch sprechen?Das ganze familiäre Klima ist durch sex. Signale verunsichert und es besteht eine tiefe Unsicherheit beim Kind im Bezug auf zwischenmenschliche Beziehungen. Es hat aus bitterer, leidvoller Erfahrung gelernt, den Erwachsenen zu mißtrauen, da die meisten Mißbrauchsgeschichten sich ja auch inner halb der eigenen Familie abspielen.

 In den seltensten Fällen ist die Mutter eine direkte Komplizin des mißbrauchenden Vaters, aber leider ist es in den meisten Fällen trotzdem so,daß die Mutter zumindestens ahnt, daß ihr Kind mißbraucht wird. Aber aus falsch verstandener Scham und um Geheimhaltung dieser schrecklichen Sache bemüht, oder auch um ihren Partner nicht zu verlieren, schweigt sie zu den ungeheuerlichen Vorfällen. Das Kind bemerkt natürlich, was sich in der Mutter abspielt, daraufhin fühlt es sich noch verlassener. Es wird noch unsicher, da es niemanden hat, mit dem es reden könnte. Es kommt sogar vor, daß die Mutter dem Kind unter Androhung drakonischer Strafen verbietet, über sein Leid mit jemanden zu sprechen.

Wenn wir Menschen mehr Mitgefühl für die anderen entwickeln würden, müßten wir die Signale, die auf Mißbrauch und Gewaltanwendung hindeuten, bei unseren Kindern erkennen und würden endlich han-

deln, bevor es zu einer Katastrophe größeren Ausmaßes kommen würde. Auf diese Weise könnten viele Kinder, die aus bodenloser Verzweiflung Selbstmord verübt haben, heute noch leben!
Viele Kinder, die sich in ihrer Not an jemanden gewandt haben, sind
furchtbar enttäuscht worden, man unterstellte ihnen Lügen oder glaub-
te, das Kind wollte sich nur wichtig machen.

Selbst die Nächte sind für ein Hyos-Kind nicht im geringsten erholsam.
Sie sind qualvoll und voller Angst. Hyos wagt es nicht, einzuschlafen, im
Schlaf ist es nocht ausgelieferter als im Wachen. Das Kind muß ständig
damit rechnen, daß sich jemand in sein Zimmer schleicht und es wieder sexuell bedrängt. Sein Schlaf ist verkrampft, es schreckt nachts auf,
der Schlaf ist immer flach und oberflächlich.
Die Träume spiegeln nur wieder , was es im Wachen erlebt hat. Sie sind
voller Gewalt, sexuellen Perversionen und das Kind sieht im Traum Fratzen, Teufel und Dämonen. Die Gewalt erfährt ein Hyos-Kind nicht nur
als Opfer, sondern auch als Zuschauer und Täter!
Verliert ein Hyos -Kind die Gewalt über sich, so ist seine Wut und Raserei schrecklich mit anzusehen. Ähnlich wie bei Acon verbeißt es sich in
sein Opfer, aber das ist ihm nicht genug. Hyos hat ebenfalls wie Stram
und Anac das Verlangen zu töten. Im Extremfall wird es auch versuchen,
sein Verlangen in die Tat umzusetzen. Die Raserei und der maßlose Zorn
auf Gott und die Welt sind nur ein Aspekt von Hyoscyamus.Schreitet
die Pathologie fort, so wendet sich der Patient mehr und mehr nach
innen! Raserei und Zorn nehmen rein äußerlich immer mehr ab, an seine Stelle tritt Lähmung, Sprachlosigkeit und Teilnahmslosigkeit.
Die Psychosen beim erwachsenen Hyos sind von großer Intensität und
Heftigkeit. Er hört Stimmen, die ihm unsinnige Befehle ins Ohr flüstern,
oder ihn zu sexuellen Handlungen auffordern. Unter Umständen kann
der psychotische Zustand den Patienten in große Gefahr bringen, da er
in der Psychose sehr suizidgefährdet ist. Möglicherweise greift er auch
das Pflegepersonal an und er entwickelt dabei geradezu überirdische
Kräfte.

Oft glaubt er ähnlich wie bei Stram er wäre ein Jünger Christi, oder gar selbst ein Gott und wäre auf der Welt, um die Menschheit vor dem Untergang zu bewahren. Er hat eine ausgesprochene Angst vor Feuer und gleichzeitig zieht ihn Feuer magisch an und er entwickelt in seiner Krankheit phyromanische Züge. Er glaubt, für immer im Fegefeuer büßen zu müssen, wegen seiner unzüchtigen Gedanken und er beginnt, sich selbst zu schlagen.

Der Patient singt, kreischt und befriedigt sich vor dem Krankenhauspersonal, oder versucht gar, Schwestern oder Pfleger zu begrapschen. Er reißt sich die Kleider vom Kleid, kotet sich ein und beschmiert mit dem Kot Wände und Türen. Diese Symptome finden wir auch beim Hyos-Kind, was zum Teil seinen Kot sogar ißt.

Ich hatte einen psychotischen Patienten, der sein ganzen Zimmerwände nach der Mittelgabe mit Kot beschmierte und einen Tag lang immer wieder in hysterisches Gelächter ausbrach, aber nach dieser Erstreaktion waren die Stimmen, die er in seinem Kopf hörte, verschwunden. Der Patient wäre geheilt worden, hätte man auch nur im mindesten verstanden, was ich da mache!

Die Heimleitung teilte mir entrüstet mit, das Personal wärer mit derartigen Reaktionen überfordert, worauf der Patient wieder mit Psychopharmaka vollgestopft wurde, die dann bald wieder seinen alten, angepassten Zustand herstellten

Je nach dem Stadium der Erkrankung ist Hyoscyamus das geschwätzigste Mittel der Materia Medica! Aber im Gegensatz zu Lachesis, der ja immerhin weiß, was er sagt, plappert Hyos wild vor sich hin, zwischendurch immr wieder in rasendes Gelächter ausbrechend. Dies kann natürlich auch wieder ins Gegenteil umschlagen, indem der Patient überhaupt nichts mehr sagt, sondern stundenlang nur vor sich hinbrütet. Tics, Zuckungen und konvulsive Bewegungen, gefolgt von epileptischen Anfällen sind häufig ebenfalls eine Indikation für Hyoscamus.

Hyos ist sehr eifersüchtig, rachsüchtig und das mißtrauischste Mittel das ich kenne. Das Mißtrauen nimmt krankhafte Züge an, was uns ja auch nicht verwundern kann, wenn man bedenkt, wie oft im Leben Hyos hintergangen, belogen und vor allen Dingen zumeist um seine Kindheit betrogen worden ist. Hyos hat lernen müssen, daß es für ihn keine Sicherheit, Geborgenheit und Ehrlichkeit gibt.

Die Depressionen von Hyos sind tiefgreifend und wechseln ab mit hysterischer Geschwätzigkeit und alberner Lustigkeit.

Der Patient entwickelt mit der Zeit eine große Abneigung gegen Menschen, haben ihn doch seine Brüder und Schwestern Zeit seines Lebens mißbraucht und betrogen. Hyos hat aus diesem Grunde in fortgeschrittener Pathologie große Angst davor, vergiftet zu werden. Wie alle Mittel in diesem Buch ist das Endstadium die Lähmung auf allen drei Ebenen und der komplette Rückzug aus der Welt in die ureigene Welt des Patienten.

Die ganze Jugend war ein finsteres Gewitter;
Durch das die Sonne hier und da ein Leuchten trieb,
Der Donner und der Regen wüteten so bitter,
Daß mir im Garten fast kein roter Apfel blieb.

Ich bin ins Spätjahr der Gedanken nun getreten
Und muß die Schaufel und die Harke rühren, daß
Ich neue Erde scharre ausgeschwemmten Beeten,
In die wie Gräber tief, das Wasser Löcher fraß.

Ob neue Blumen, die durch meine Träume schweben,
In diesem Boden kahlgespült wie Uferkies,
Wohl heilige Nahrung fänden, die sie wachsen ließ?

––Oh Schmerz!––Oh weher Schmerz! Die Zeit verschlingt das Leben,
Und dieser düstere Feind, der nagt an Herz und Mark.
Wird durch das Blut, das wir vergießen, groß und stark.
(Baudelaire)

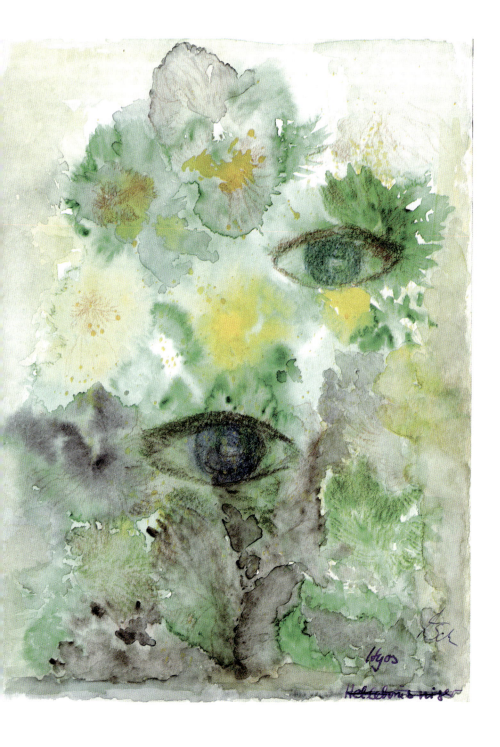

logos

Hellsehen......

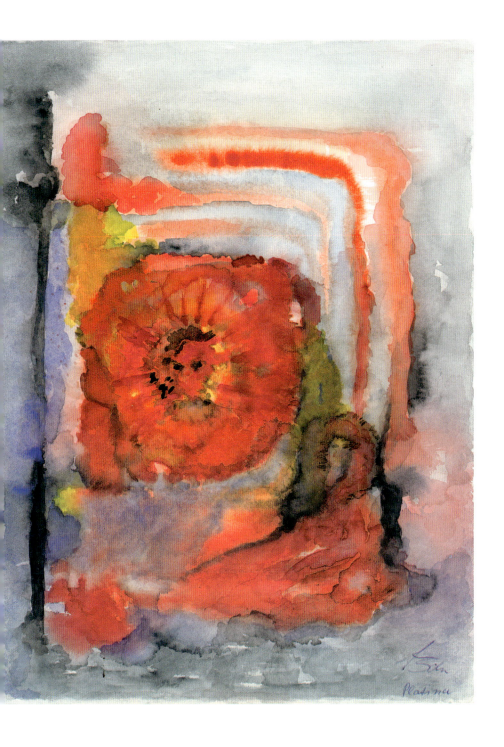

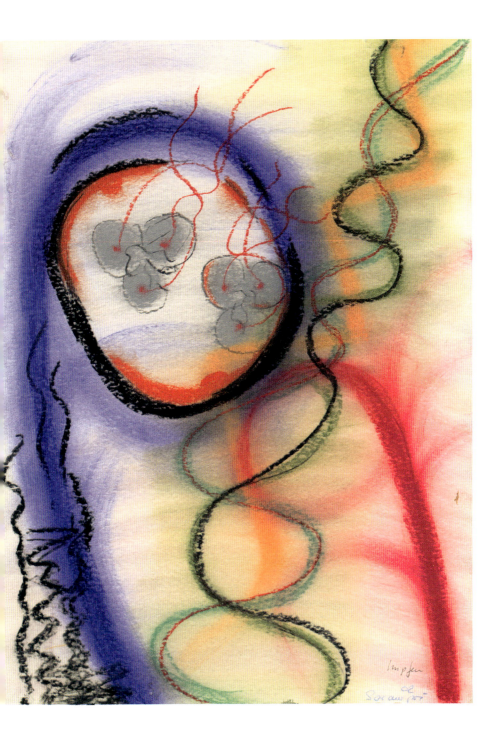

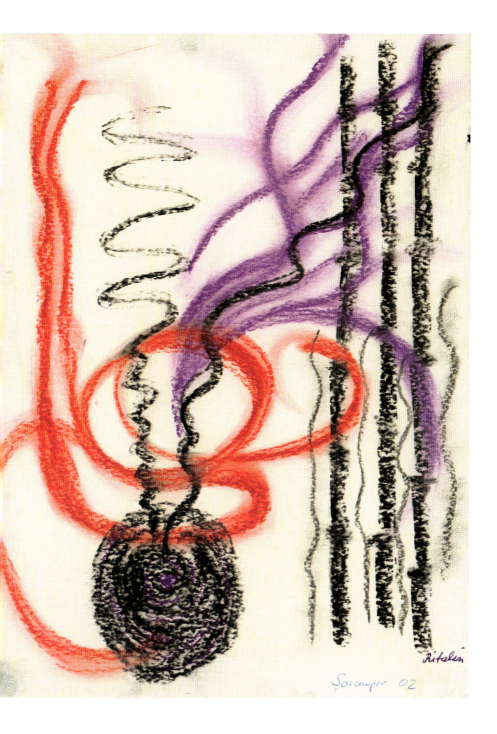

Ritalin

Sasampor 02

Kapitel XII

Hochmut kommt vor dem Fall

Bei dem letzten Kapitel meiner Mittelbeschreibung handelt es sich um das Element Platinum, auch Platina genannt. Der Begriff Platina ist sehr irreführend, da das Wort aus dem spanischen übersetzt „Silber" bedeutet. Bei dem Element Platina handelt es sich jedoch um Gold, welches immer in Verbindung mit anderen Metallen gefunden wird. Es ist ein sehr edles, seltenes Metall und es wird sehr gerne zur Herstellung von ausgefallenen, hochwertigen Schmuckstücken verwandt.

Patienten, die Platina benötigen, haben eine hochmütige, agressive oder auch eine sehr sinnliche bis provozierend erotische Ausstrahlung. Sie lieben das Ausgefallene, und dies zeigt sich auch in ihrer Art, sich zu kleiden, oder auch in ihrem häuslichen Ambiente Es kann daher auch nicht verwundern, daß Platina-Patienten in der Regel weit über ihre Verhältnisse leben oder gar über beide Ohren verschuldet sind. Platina-Frauen sind ständig auf der Suche nach einem Partner, der sie finanziert oder der zumindestens ihr exzentrisches, teures Leben mitfinanziert. Sehr oft kommt es auch vor, das der Partner aus Angst, diese tolle, erotische und sexuell sehr aufregende Frau zu verlieren, sich selbst an den Rand des Ruins bringt.

Das Leben mit einer Platina-Frau ist sehr nervenaufreibend und aufregend. Langeweile, oder ein friedliches Dahinplätschern kann in dieser Beziehung gar nicht erst aufkommen, da Platina immer darauf aus ist, Aufmerksamkeit zu erheischen, und sei es auch über dem Krankheitsweg.

Auf der körperlichen Ebene haben die Erkrankungen von Platina in erster Linie mit den Geschlechtsorganen zu tun, was wiederum kein Wunder ist, ist doch Platina eines der Mittel der Materica Medica, was die meisten sexuellen Störungen auf der körperlichen, geistigen und seelischen Ebene in seinem Mittelbild trägt! Im Platina-Mittelbild finden wir Erotomanie und Nymphomanie. Platina-Frauen sind ihr ganzes Leben auf der Suche nach der wahren, sexuellen Erfüllung. Jede Beziehung wird anfangs stark romantisiert und Platina schwebt bei jeder neuen Beziehung in den ersten Wochen im siebten Himmel.

Da sie glauben, ihre Bestätigung nur über die sexuelle Schiene erhalten zu können, versuchen sie ihren Partner zu jeder Zeit und an jedem Ort sexuell zu verführen. Dabei ist ihrer Phantasie keine Grenze gesetzt und sie sind offen für jede sexuelle Perversion; denn sie dient nur dem einzigen Zweck, den Partner festzuhalten und ihn hörig zu machen. Meistens geht dadurch dem Partner mit der Zeit die Luft aus, was für Platina gleichbedeutend ist für Interessenlosigkeit und Lieblosigkeit.

Platina unternimmt daraufhin noch intensivere Anstrengung, seinen Partner wieder für sich zu gewinnen und setzt nun Tränen, rasende Wutanfälle, bösartige, verbale Attacken bis hin zu körperlicher Gewalt ein. Platina-Frauen sind in der Lage, in ihrem mörderischen Zorn unkontrolliert auf ihren Partner oder Ehemann einzuschlagen. Zuletzt droht sie mit Selbstmord und manchmal beginnt sie an sich rumzuritzen, indem sie sich kleinere Wunden an den Handgelenken zufügt, oder schluckt Tabletten und ruft dann anschließend ihren Partner zu Hilfe. Endlose nächtliche Telefonate über Wochen und Monate beenden schließlich die Beziehung, woraufhin sich Platina sofort in eine neue stürzt. Trotz oder gerade wegen der häufig wechselnden Beziehungen ist Platina eine der einsamsten Menschen, die es auf der Welt gibt!

Einsamkeit

Die Einsamkeit ist wie ein Regen.
Sie steigt vom Meer den Abenden entgegen;
von Ebenen, die fern sind und entlegen,
geht sie zum Himmel, der sie immer hat.
Und erst vom Himmel fällt sie auf die Stadt.

Regnet hernieder in den Zwitterstunden,
wenn sich nach Morgen wenden alle Gassen
und wenn die Leiber, welche nichts gefunden,
enttäuscht und traurig voneinander lassen;
und wenn die Menschen, die einander hassen,
in einem Bett zusammen schlafen müssen:
dann geht die Einsamkeit mit den Flüssen.........
(Rainer Maria Rilke)

Die Depressionen von Platina sind tief und nicht selten treiben diese schweren Depressionen den Patienten in den Selbstmord. Tiefe Trauer und schreckliche Verzweiflung befällt den Patienten, er bekommt Weinkrämpfe, die sehr heftig sind und sich mit ausgelassener Heiterkeit abwechseln. Platina heilt Schizophrenie und Wahnsinn. Der Patient schreit und tobt und ruft laut um Hilfe. Er entwickelt unmenschliche Kräfte und drischt in seinen Zornesausbrüchen auch auf seine Kinder, Eltern oder Ehepartner ein. Häufig geht er im Zorn auch mit einem _Messer auf seinen Gegenüber los und man braucht mehrere Leute, um diesen wütenden Berserker zu bändigen.

Schizophrene Patienten entkleiden sich ohne Scham, wobei sie lauthals unzüchtige Worte in den Raum brüllen.(Ähnlich wie bei Hyoscyamus)! Diese Zustände wechseln ab mit Momenten tiefer Reue und Zerknirrschtheit und der Patient ist eine zeitlang lieb und angepasst. Diese Unterdrückung seiner Regungen führt zu nervösen Tics und Spasmen aller Art und dem Patienten geht es körperlich schlechter.

Platina kann auch in fortgeschrittener Pathologie auch große Angst vor Männern entwickeln, besonders dann wenn im Hintergrund seiner Geschichte der sexuelle Mißbrauch steht. Der Patient versinkt immer tiefer in Panik, Verzweifelung und tiefster Hoffnungslosigkeit und sehr oft wendet er sich in diesem Stadium der Religion zu. Aber auch hier findet er das rechte Mittelmaß nicht mehr und betreibt auch die Suche nach Gott und der Wahrheit äußerst exzessiv!

Stundenlanges Meditieren, Mantrensingen und das Studium fernöstlicher Religionen treiben dann Platina in große Einsamkeit und Isolation. Er verliert völlig den Kontakt zur Realität und zu seiner Umwelt und er wird schweigsam und mürrisch und möchte sich mit neimandem mehr unterhalten.

Das Platina-Kind

Das Platina-Kind ist aufgeweckt, lebendig und sehr selbstbewußt bis arrogant. Es kleidet sich schon im jüngsten Alter sehr modebewußt, die Assescoires müssen stimmen und es ist sehr reinlich.

Schon in diesem Alter möchte es immer im Mittelpunkt stehen und bewundert werden, ähnlich wie Silicea. Bei einem Kind, welches Platina benötigt, stehen Mißbrauch, Demütigung, Schocks und tiefgreifende Angstzustände im Hintergrund.

Häufig wurde Platina über Jahre vom heißgeliebten Vater mißbraucht und das Kind verdrängt diesen Mißbrauch über viele Jahre, indem es einen ausgesprochenen Haß gegen die Mutter entwickelte, weil sie diese als Konkurenz empfand.

Diese Kind übernimmt quasi die Rolle der Ehefrau, um sich selbst darüber hinweg zu täuschen, daß die Beziehung zum Vater eventuell Sünde sei. Deshalb spielt ja der religiose Wahn bei erwachsenen Platina eine so große Rolle! Das Kind leidet unter Schlafstörungen, es hat heftige Albträume und es wacht oft laut schreiend auf. Schon kleine Mädchen haben Rötung, Juckreiz und sogar Ausfluß aus derm Vagina.

Das Platina-Kind hat sein Urvertrauen verloren und vertraut sich niemandem an. Aus dem anfänglich strahlenden, aufgeweckten Kind wird ein trauriges, in sich gekehrtes Wesen, welches glaubt, von allen verlassen zu sein und selbst Gott hätte es nicht mehr lieb.

Das Kind wird mit der Zeit immer ängstlicher und abgeschlagener, es hat mitunter das Gefühl, das Leben und alle Energie fließe aus ihm heraus und oft hat es das Gefühl, gleich müßte es sterben.
Die Angst vor dem Tod erfüllt es mit großem Grauen und es weint oft und viel. Immer seltener ist das Kind in fröhlicher, ausgelassener Stimmung, seine Verdrießlichkeit, Zanksucht und grobe Unverschämtheit nehmen ständig zu. Dadurch gelangt das Kind natürlich immer mehr in die Isolation, den die anderen Kinder wollen nicht mehr mit ihm spielen .
Sein unbändiger Stolz hindert das Platina-Kind daran, mit jemandem über seine Todesängste zu sprechen und so sind seine Tage erfüllt von furchtbarer Not und Angst und jeder Tag bringt beim morgendlichen Erwachen dem Kind neuerlich zum Bewußtsein, daß es an diesem Tag sterben könnte.

Ich verrinnne, ich verrinne,
wie Staub, der durch Finger rinnt.
Ich habe auf einmal so viele Sinne,
die alle anders durstig sind.
Ich fühle mich an hundert Stellen
schwellen und schmerzen.
Aber am meisten mitten im Herzen.

Ich möchte sterben. Laß mich allein.
Ich glaube, es wird mir gelingen,
so bange zu sein, daß mir die Pulse springen.
(Rainer Maria Rilke)

Während die Pathologie weiter fortschreitet, kommt es auch verstärkt zu einer Verschlimmerung seines Geistes- und Gemütszustandes. Es folgen Konzentrationsstörungen, Vergeßlichkeit, Sprachstörungen, Lese- und Rechtschreibschwächen in Verbindung mit Duseligkeit im Kopf und heftigen Kopfschmerzen.

Später folgen Wahnvorstellungen, es sieht am hellen Tag Dämonen und Geister, seine Wahrnehmungen sind massiv gestört und es verliert das rechte Maß für Proportionen. Zuletzt versinkt das Platina-Kind in körperliche, geistige und seelische Starre, ähnlich wie bei einem Parkinson-Patineten.

Kapitel XIII

Tod, hier ist dein Stachel...!

In diesem Kapitel möchte ich über die gravierenden Auswirkungen von Mehrfachimpfungen auf die Menschheit im Jetzt und vor allen Dingen auch in der Zukunft sprechen. Wir müssen endlich lernen, daß wir das Universum, unsere Erde und die sie bewohnenden Pflanzen, Tiere, Menschen und Mineralien als eine Einheit ansehen müssen, niemand ist eine Insel, wir sind alle miteinander auf wunderbare Weise verbunden und wenn es einem Teil dieser Einheit schlecht geht, hat es im weitesten Sinne enorme Auswirkung auf das gesamte Universum.

Ich möchte nicht über die körperlichen Impfschäden sprechen, darüber gibt es mittlerweile hervorragende Aufklärungsliteratur und im Anhang meines Buches finden sie alle Autoren und Buchtitel angegeben. Ich möchte vielmehr über die subtilen Veränderungen sprechen, welche sich in den letzten 25 Jahren für mich immer deutlicher herauskristalisiert haben. Ich bin mir sicher, vielen meinen Kollegen und Kolleginnen ergeht es ähnlich und unterschwellig bemerken es sicher noch viel mehr Menschen, nur ist es manchmal schwer in Worte zu fassen, was sich denn so sehr verändert hat!

Jede Impfung die an unseren Kindern und auch an den Erwachsenen vorgenommen wird, geht über kurz oder lang ins Gehirn. Nach einigen Tagen, Wochen oder gar Monaten nach einer Impfung beginnt im Gehirn der schleichende Akt der Zerstörung.

Zumeist werden die kleinen Störungen im Verhalten des geimpften kaum beachtet, oder wenn ja, als vorübergehend abgetan. Dann kommt es zu Verlagerung von Symptomen, da unsere Lebensenergie ja immer versucht, Körper, Geist und Seele im Gleichgewicht zu halten und das tut dann die Lebensenergie, indem sie die Symptome vom Zentrum des Lebens nach außen in die Peripherie transportiert.

Auffallend ist, daß immer mehr Kinder fast gar keine oder nur unzureichende körperliche Symptome aufweisen, sie sind schon so sehr krank, daß sich ihre Krankheitssymptome vermehrt auf der geistigen oder gar schon auf der seelischen Ebene zeigen.

Kinder, welche heute eine Maserninfektion durchmachen, geimpft oder auch nicht, bekommen völlig atypische Masern, d.h. der typische Verlauf von oben nach unten findet nicht mehr statt. Der Ausschlag ist sehr verhalten und zum Teil tritt er nur noch an den Beinen bis zur Brust auf. Dies sollte für alle Ärzte ein Alarmsignal bedeuten, denn diese Art von Ausschlag sagt uns, die Krankheit wird nach innen, also auf die Organe verlagert. Das gleiche gilt für Scharlach, Röteln und Windpocken.

Verhaltensstörungen, alle Formen von Ängsten, Wahrnehmungstörungen , Agression gegen sich selbst und gegen andere bis hin zur Tötungsabsicht, Tobsucht und massivste Zerstörungswut sind mittlerweile keine Ausnahme mehr bei kleinen Patienten.

Besonders auffallend ist bei den heranwachsenden Kindern und Jugendlichen der Verlust von moralischem Bewußtsein! Hilfsbereitschaft, Freundlichkeit und das Bedürfnis, dem Schwächeren zu helfen, sind Atribute, welche ihnen im alltäglichen Leben fast völlig verloren gegangen ist. An ihre Stelle sind Boshaftigkeit, Unehrlichkeit und Gewaltverherrlichung getreten!

Das Verhalten unserer Kinder auf den Spielplätzen und Schulhöfen sollte uns alarmieren, die Grausamkeit und Brutalität sind manchmal ohne Beispiel. Fernsehen und Internet, Nintendo usw sind nicht der alleinige Grund für derlei Verhalten, einem Menschen, der von Grund auf gut ist, können Dinge, die von außen an ihn herangetragen werden, in keiner Weise behelligen. Hier begann schon im frühesten Kindesalter die krankhafte Veränderung auf der körperlichen, geistigen und seelischen Ebene.

Aus friedlichen, freundlichen Kleinkindern werden plötzlich kreischende, beißende und tobende kleine Ungeheuer, die ihren sprachlosen Eltern regelrecht Angst einjagen. Die verstörten Eltern packen ihre Kinder und machen sich auf den Weg in eine Kinderarztpraxis. Aber anstatt darüber nachzudenken, woher denn diese Veränderung des Charak-

ters wohl komme, kramt der Kinderarzt dann Begriffe wie „Hyperakti-
ves Kind, oder gar Aufmerksamkeitsdefizitsyndrom hervor und die Eltern
gehen erleichtert nach Hause, denn jetzt haben sie wenigstens einen
Namen für das befremdliche Gebaren ihres Kindes!

Dabei versuchen die Ärzte erst gar nicht, einen Zusammenhang zwischen der kürzlich verabreichten Impfung und dem gestörten Verhalten des Kindes herzustellen, so sehr sind die Schulmediziner schon
von der Pharmaindustrie zu bloßen Befehlsempfängern degradiert worden. Ethik, Moral und Eigenverantwortung werden von der Pharmaindustrie mit großen Geschenken und Schmiergeldern hinweggefegt und
viele Ärzte wurden somit zu Marionetten der großen Pharmakonzerne!
Die massiven Impfungen verändern nicht nur das Individuum, sondern
sie sind maßgeblich an den negativen Veränderungen der Allgemein-
heit beteiligt.
Die charakterlichen Schäden, die durch die Impfungen hervogerufen
werden, werden von den Ärzten niemals mit den Impfungen in Verbindung gebracht, sondern man schiebt es auf den Einfluß der Medien,
wie Funk, Fernsehen, Gewaltspiele per Computer, Game Boy oder Nintendo und die massenhaft angebotenen gewaltverherrlichenden Fil-
me!
So einfach können wir es uns aber nicht machen! Genau wie Erkrankungen den Menschen niemals von außen nach innen ergreifen, so
können auch Gewaltszenen und negative Einflüße niemals einen Menschen beeinflußen, so dieser Mensch Eins ist mit sich und der Umwelt!
Das heißt, dessen Lebensenergie ausgewogen und in sich ruhend den
Menschen in seiner göttlichen Balance hält. Mit anderen Worten, ein
Mensch, der gesund ist, an Körper, Geist und Seele, ist niemals mani-
pulierbar durch ihn umgebende negative Einflüsse, er wird unbescha-
det, d.h. unverletzt bleiben.
Seit Generationen hat sich eine schleichende Veränderung des menschlichen Verhaltens auf Grund des schrecklichen Mißbrauchs von Medi-
kamenten und Impfstoffen bemerkbar gemacht.

Am gravierendesten sind die charakterlichen Veränderungen, wie in zunehmenden Maße alle Formen von Ängsten bis hin zu ausgesprochenen Phobien, welche nicht nur bei Kindern und Jugendlichen in verstärktem Maße auftreten, sondern immer mehr Erwachsene klagen in meiner Praxis über geistige und emonionale Störungen.

Die Menschen klagen über Konzentrationsstörungen, ihre Kritikfähigkeit wird herabgesetzt, die Hemmschwellen sind ebenfalls kaum noch vorhanden und gleichzeitig haben Agressionen , Übererregbarkeit und uniformes Verhalten stark zugenommen. Das Wirgefühl ist so gut wie nicht mehr vorhanden, niemand nimmt wirklich Anteil am Schicksal anderer, jeder ist sich selbst der Nächste!

Der Autismus bei Kindern hat in erschreckenden Maße in den letzten 10 Jahren zugenommen, wird aber von vielen Schulmedizinern gar nicht erkannt, denn Autismus hat mittlerweile viele Gesichter .Autismus bedeutet nichts anderes, als Rückzug in sich Selbst. Für die meisten Kinder und auch für viele Erwachsene ist die Welt in dem heutigen Zustand ein äußerst bedrohlicher Ort.

Vor allen Dingen Kinder sind Überlebenskünstler, sie suchen nach Auswegen, um überhaupt an diesem Ort des Schreckens überleben zu können. Wochen und Monate nach einer Impfung, Hauptverursacher von Autismus ist die Mumps-Masern-Rötelnimpfung, beginnt der langsame Rückzug des kleinen Patienten. Für die Eltern zuerst kaum spürbar, entzieht sich das Kind körperlichen Berührungen, wird genügsam, wie mir Mütter bei der Fallaufnahme berichten, „kann sich stundenlang mit sich selbst beschäftigen", gibt keine Antworten, wenn es angesprochen wird, oder sitzt verträumt da und starrt ins Leere.

Dann beginnen die Sinne abzustumpfen, d.h. Lachen , Weinen, Mitgefühl usw werden immer weniger, ihre Mimik reduziert sich und sie können sich neuen Situationen nur sehr schwer anpassen. Autistische Kinder sind in Gesellschaft oder im Klassenverband nur sehr schwer integrierbar, und wie wir heutzutage immer wieder hören, ist solches Verhalten in den Schulen mittlerweile Standard.

Das bedeutet doch im Klartext nichts anderes , als das Autismus nicht mehr das Problem eines Individuums darstellt, sondern das Autismus mittlerweile ein globales Problem zu werden droht! Autistischen Kindern hängt man meist das Aufmerksamkeitsdefizitsyndrom an, weil man die komplette Symptomatologie von Autismus gar nicht kennt! Dabei ist das Aufmerksamkeitsdefizitsyndrom nichts als eine Erfindung der amerikanischen Pharmaindustrie, die auf diese Weise tonnenweise Psychopharmaka auf den Markt werfen kann.

Dabei könnten aufmerksame Beobachter, wie zum Beispiel Mütter die Signale von Autismus leicht deuten. Das bedeutet aber, die Ärzte müßten den Müttern mal richtig zuhören! Da kommt dann wieder der Standesdünkel zum Zuge! Wir Ärzte sind die Profis, was will mir denn schon eine Mutter erzählen! Es wird aber vergessen, daß die Mütter ihre Kinder inn und auswendig kennen. Sie können den Ärzten dadurch eine große Hilfe sein.

Die Merkmale von Autismus sind: Das Wiederholen bestimmter Worte oder Handlungen, sowie die Schwierigkeit, sich neuen Situationen anpassen zu können. _Die Kinder befällt große Angst, wenn sie plötzlichen Veränderungen unterworfen werden, da sie verstärkt Rituale brauchen, um sich einigermaßen sicher wähnen zu können. Autistische Kinder malen auch immer die gleichen Bilder, bestimmte Gegenstände in ihrem Zimmer müssen immer in der gleichen Reihenfolge aufgestellt werden. Manchmal erzählen mir Mütter, daß ihr Kind sogar nachts mehrmals aufsteht, einen Stuhl in eine bestimmte Position rückt, der Ranzen muß immer in einer bestimmten Ecke stehen, oder es sortiert seine Wäsche in einer besonderen Art.

Das Kind kann nicht einschlafen, wenn seine Bettdecke unordentlich ist, oder seine Schnürsenkel müssen auf eine besondere Art gebunden sein. Ist dies alles nicht der Fall, wird das Kind unsicher, unruhig und manchmal sogar zornig.Diese Reaktionen zeigen aber nur, daß die Welt, wie es das Kind wahrnimmt,einen bedrohlichen, befremdlichen Charakter ausstrahlt. Jegliche Abweichung seiner selbstgewählten Norm macht ein autistisches Kind unsicher und ängstlich, weil es nicht in der

Lage ist, sich mit seiner Welt und seiner Umgebung zu identifizieren. Es hat die Beziehung zu sich und anderen völlig verloren! Ein weiteres Merkmal der globalen Veränderung im psychischen Bereich stellt die enorme Zunahme von Angst und Furcht bei Kindern, Jugendlichen und Erwachsenen dar.

Kaum noch jemand ist entspannt und locker, die Menschen sind fast immer in Eile, sie sind hastig und fahrig, sie versuchen quasi vor ihren Ängsten davonzulaufen. Stille Einkehr, Einsamkeit und Ruhe wird von dem meisten Menschen schon gar nicht mehr vertragen, es macht ihnen Angst, denn in der Ruhe und Abgeschiedenenheit kommen die Ängste und Panikattacken verstärkt zum Zuge.

Die Patienten erzählen mir, daß bei ihnen den ganzen Tag das Radio oder der Fernseher dudeln muß, diese Geräuschkulisse ist wichtig für sie, die Ruhe würde sie „verrückt" machen. Oder wenn sie allein zu Hause sind, hängen sie den ganzen Tag am Telefon. Aber es wird nur Blah, Blah geredet, in Wirklichkeit haben sich nur noch sehr wenige Menschen wirklich etwas zu sagen. Angst vor lauten Geräuschen, Maschinenlärm und vor allen Dingen Angst vor der Dunkelheit haben enorm zugenommen und das nicht nur bei Kindern.

Manchmal nehmen Ängste groteske Formen an, die ich solch einer Form nur bei meinen schizophrenen Patienten gesehen habe.

Mütter erzählen mir, daß ihr Kind plötzlich Angst vor Scheren entwickelte, oder nicht mehr an der Kellertreppe vorbeiginge. Plötzlich bekommt das Kind Angst vor stehenden Gewässern oder große Panik, wenn der Wasserhahn läuft. Kleinkinder lassen sich nicht mehr duschen oder baden, sie geraten dabei völlig aus dem Häuschen.

Panikattacken in Gesellschaft oder in Einkaufszentren sind heute kein Einzelfall mehr, viele Menschen können kein Stadion oder Kino mehr betreten, ich habe viele Musiker in Behandlung, die mir erzählen, daß sie vor jeden Auftritt Beta-Blocker schlucken mußten oder sich einige Cognacs hinter die Binde gießen , um nicht in Panik und Schweiß auf der Bühne zu stehen!

In der heutigen Gesellschaft findet eine zunehmende Entfremdung statt! Diese Entfremdung zeigt sich wieder auf allen drei Ebenen, nämlich körperlich, geistig und seelisch.

Der heutige Mensch ist kaum noch in der Lage, dauerhafte Beziehungen aufzubauen, bei den kleinsten Problemen begibt er sich sofort in den Rückzug, Ausweichen und Flucht sind die scheinbare Lösung bei Konflikten auf zwischenmenschlicher Basis. Die neurologischen Schäden der Impfungen gehen aber noch viel weiter. Ich habe viele Kinder und auch Erwachsene in meiner Praxis behandelt, denen bestimmte Emotionen einfach fehlten!

Manchmal läuft mir eine Gänsehaut über den Rücken, wenn mir Kinder bar jeglicher Reue regelrechte Greueltaten erzählen und sie zeigen wirklich dabei so gut wie keine Regung! Es sind nicht nur fehlende Emotionen wie, Reue, Scham, Groll oder Kummer, nein, auch Regungen wie Freude, kindliche Ausgelassenheit, Zärtlichkeit und Liebe sind mittlerweile vielen Menschen, egal welchen Alters abhanden gekommen. Dies alles meine ich, wenn ich von unserem verlorenen Paradies spreche.

Wir entfernen uns immer mehr von unserem Menschsein, wir haben auch mittlerweile die Beziehung zu unserer Umwelt verloren, zu den Tieren und Pflanzen, deren Hüter wir ursprünglich einmal sein sollten. Wir sind dabei, unsere Instinkte völlig abzulegen, kaum noch jemand weiß heutzutage Recht von Unrecht zu unterscheiden, die Schadenfreude ist uns die größte Freude geworden. Nur wer den anderen so richtig übers Ohr hauen kann, verdient in der heutigen Zeit noch den Respekt seine Umgebung.

Niemand macht sich wirklich Gedanken darüber, wie unsere Gesellschaft in 20 oder 30 Jahren aussehen wird! Mittlerweile haben 40 bis 50% unserer geimpften Kinder sogenannte Minimalschäden, dabei sind die offensichtlichen Gehirnerkrankungen nicht mit einbezogen. Aber die Kinder von heute bilden die Gesellschaft von morgen!

Wie soll unser Staat funktionieren, wenn es in den Familien nicht mehr stimmt? Wieviel verpfuschte, verkorkste Familien hat denn dann unsere unselige Impfpolitk auf dem Gewissen, werden wir in 20 Jahren überhaupt noch wissen, was ein ausgeglichenes , in sich ruhendes Menschkind ist? Die Zunahme von psychischen Störungen sollte uns ebenfalls ein Warnsignal sein. Die Psychiatrien sind mittlerweile voll von Kindern und Jugendlichen, die unter allen Arten von Psychosen leiden. Panikattcken und Wahnvorstellungen haben ebenfalls drastisch zugenommen Selbst Schizophrenie bei Kindern und Jugendlichen ist heutzutage keine Seltenheit mehr und alle Formen von Süchten, wie Drogensucht, Spielsucht, Fernsehsucht und Alkoholsucht nehmen ständig zu. Unsere Kinder kommen heute immer früher in die Pupertät, das fatale ist nur, unsere Kinder werden geistig immer später reif und erwachsen, diese Diskrepanz werden wir noch bitter zu spüren bekommen, denn immer mehr Jugendliche ziehen sich aus der Verantwortung , sei es in der Schule, in der Ausbildung oder zu Hause. Sogenannte Nesthocker, also erwachsene Kinder, die sich nicht auf eigene Füße stellen wollen, nehmen ständig zu.

Auch hier haben wir es mit einer Fehlentwicklung zu tun, es besteht keine Harmonie mehr zwischen Körper, Geist und Seele! Trotz unseres aufgeklärten Zeitalters werden die ledigen Mütter immer jünger und häufiger. Die geistige Entwicklung hält in keiner Weise mehr mit der körperlichen Entwicklung Schritt, es ist erschreckend, wie wenig Verantwortungsbewußtsein von den Heranwachsenden gezeigt wird.

Kinder und Jugendliche machen immer früher sexuelle Erfahrungen, ohne wirklich zu erkennen, daß Sexuallität nur erfüllend und heilig sein kann, wenn sie in Verantwortung wirklicher gegenseitiger Liebe ausgeübt wird. Die Wirklichkeit ist die, Partner werden ausgetauscht wie Unterwäsche, manchmal wissen sie noch nicht einmal den Namen ihrer Bettgenossen. Zurück bleibt aber immer eine ungeheure Leere und Depression, denn instinktiv spüren sie, statt einer Bereicherung ihrer Selbst ist ihnen etwas abhanden gekommen. Es ist mittlerweile 5 vor 12, wir müssen versuchen , noch zu retten, was zu retten ist, wir müssen aufhören, unsere Kinder auf Kosten ihrer

Gesundheit dem unsinnigen Impfprogramm der geldgierigen pharmazeutischen Mafia zu opfern.

Die Impfschäden an bereits geimpften Kindern können mit viel Geduld
und wahrhaftiger klassischer Homöopahtie noch rückgängig gemacht
werden, aber wer um die Impfschäden weiß, und seine Kinder aus
Bequemlichkeit trotzdem impft, um den Kinderärzten nur nicht die
Stirn bieten zu müssen, den klage ich an, Mißbrauch in höchster Voll-
endung an ihren Kindern zu begehen!

Aus aktuellem Anlass möchte ich noch etwas über den Impfwahn in
den USA reden! Seit Monaten wurdedie gesamte Weltbevölkerung in
Angst und Schrecken versetzt, durch die Panikmache von Präsident
Bush, der der Menschheit weismachen will, daß ihr ein Vernichtungs-
krieg durch biologische Waffen droht! Ausgelöst durch den Diktator Saddam Husein! Laut USA drohte uns allen eine vernichtende Pockenepi-
demie und wir sollten alle vorsorglich geimpft werden.

Bewußt wurde die Angst der Bevölkerung mittlerweile auch hier in
Deutschland geschürt, damit der Absatz von Impfstoffen, der in den
USA schon seit Monaten lagert, in Zukunft reißenden Absatz findet. Und
die WHO ist das Zugpferd, verschwiegen wird auch, daß die führenden
Positionen in der WHO von Spitzenkräften der Pharmariesen, hauptsächlich, wen wundert es, aus den USA besetzt sind. Auf Kosten der
Menschheit wird aus reiner Profitgier die Angst vor einem biologischen
Krieg angeheizt. Diese Kampagne ist von sehr langer Hand vorbereitet
worden, wenn man bedenkt, wie lange es dauern würde, 100 000 000
000 Einheiten Pockenimpfserum herzustellen. Und doch lag dieser Impfstoff schon griffbereit da und in den USA hatte der Wahnsinn der Pok-
kenimpfungen bereits begonnen. Spätestens jetzt muß doch jedem
klar denkenden Menschen bewußt sein, daß dies alles ein abgekarte-
tes Spiel ist!

Man drohte auch bereits in Deutschland mit der Zwangsimpfung, wir
müssen uns mit aller Kraft dagegen wehren, es verstößt gegen das
Grundgesetz, dies Zwangsimpfungen durchzusetzen. Nur mit Ausru-

fung des Ausnahmezustandes könnte die Bundesregierung die Zwangsimfpung durchsetzen, aber dann befänden wir uns unter Kriegsrecht und Deutschland hätte sein Wort gebrochen, sich aus dem Krieg mit Saddam herauszuhalten.

Diese Pockenimfpkampagne würde unendliches Leid über die Bevölkerung bringen, viele Menschen, und vor allen Dingen Kinder würden diese Impfung mit ihrem Leben bezahlen, oder sie wären auf immer körperliche, geistige oder seelische Krüppel!

Hier war die Arznei,
die Patienten starben
und niemand fragte, wer genas?
So haben wir mit höllischen Latwergen
In diesen Tälern, diesen Bergen
weit schlimmer als die Pest getobt
Ich habe selbst das Gift an tausende gegeben,
Sie welkten hin, ich mußt erleben,
Daß man die frechen Mörder lobt

Faust 1. Teil
(J. W. Goethe)
Den Regierungen kann es nur Recht sein, wenn sie ein Volk von kritiklosen, gefügigen Zombis lenken können, sie sind nicht daran interessiert, daß intelligente Menschen Fragen stellen, die wenigen und leisen Stimmen der Kritk werden so schnell wie möglich abgewürgt.

Menschen, die noch eine andere Vorstellung vom Leben haben, als das was heutzutage unter Leben verstanden wird, werden als Sonderlinge und Spinner lächerlich gemacht und der beißende Spott der Öffentlichkeit kann ihnen gewiss sein.

Gottseidank läßt sich nicht alle Intelligenz mundtod machen, und so habe ich die Hoffnung, daß immer mehr Menschen es wagen, die Machenschaften der Pharmaindustrie und vieler bestechlicher Medizi-

ner ein Ende zu bereiten und somit zur Aufklärung der betrogenen Menschen beizutragen.
Den meisten Ärzten sind die Impfschäden bekannt, Impfstoffe werden sang und klanglos vom Markt genommen und die WHO verhökert diese Impfstoffe dann für teueres Geld in die dritte Welt.

Obwohl den Medizinern bekannt ist, daß die Mumps, Masern,Röteln-Impfung eine Schwächung der kindlichen Bauchspeicheldrüse zur Folge haben kann, wird gewissenlos weitergeimpft, ungeachtet der Tatsache, daß akute und chronische Bauchspeicheldrüsenentzündung und Diabetes Typ 1 bei Kindern unter 10 Jahren schon drastisch zugenommen haben! Maßgeblicher Auslöser ist der Erreger von Mumps, welcher mit dem Impfstoff in Zusammenhang mit den anderen Schadstoffen, wie Quecksilber und Formaledhyd gespritzt wird.
Vor zwei Jahren ist ein Impfstoff gegen FSME-Frühsommermeningoen-cephalitis wegen schwerster Nebenwirkungen vom Markt genommen worden, die Gesundheitsämter rieten den Ärzten, den vorhandenen Impfstoff dann eben wegen seiner großen Nebenwirkungen zu halbieren , und die Kinder nicht zu früh zu impfen.
Abgelaufene Impfstoffe werden ebenfalls noch in die dritte Welt verkauft, diesen Machenschaften muß endlich ein Ende gesetzt werden!
Vor diesen Machenschaften können die Familien nur geschützt werden, indem wir Homöopathen uns unserer Aufgabe bewußt sind, nämlich Aufklärung zu betreiben, auch wenn wir uns dadurch den Unwillen der Pharmaindustrie und der Schulmediziner zuziehen.

Denn wer da weiß, Gutes zu thun,
und thut`s nicht, dem ist´s Sünde
Jacobi 4, Vers 17

Auch Aids ist eine Kunstkrankheit, welche aus Impfstoffschäden entstanden ist, der SV40 Virus, also der Vorläufer des heutigen Aids-Virus war in der Polioimpfung enthalten, mit der in den USA 6500 Probanden geimpft wurden. Alle geimpften Probanden verstarben und zwar entwickelten sie alle aids-ähnliche Symptome. Da war aber der Schaden schon angerichtet.

Wenn Sie, lieber Leser aber glauben, daß der Impfstoff so schnell wie möglich vom Markt genommen wurde, dann irren sie sich gewaltig! Die Pharmaindustrie hatte ja schon viel zu viele Dollars in dieses Projekt investiert und das Geld mußte hereingeholt werden, egal wie und auf wessen Kosten!

Also mußte der kontaminierte Impfstoff trotzdem verhökert werden und wohin mit dem todbringenden Material? Ab, nach Schwarz-Afrika! Statt Hilfe zur Selbsthilfe verkaufte die WHO den Schwarzen den Tod! Der Gipfel des Zynismus, jetzt schiebt man den Schwarzen die rasende Verbreitung von Aids in die Schuhe, die ja gar nicht wußten, wie ihnen geschiet. Heutzutage ist es recht schwierig, auch für die Weltmacht USA, einfach Länder zu überfallen und zu besetzen, wenn sie glauben, da wäre etwas zu holen, hier muß ich mich schleunigst korrigieren, am Beispiel Irak haben wir gesehen, es geht doch, aber Schwarzafrika kann man ja auch auf andere Art ausrotten, indem man die Bevölkerung durch die künstlich ins Leben hervorgerufene Krankheit Aids kreppieren läßt, ab und zu wird dann ein großzügiges Hilfsprogramm der USA ins Leben gerufen und die überlebende Bevölkerung wird mit den zweifelhaften Errungen der amerkanischen Kultur, sprich Mac Donalds und Coca cola zugedröhnt

Dies ist nicht weiter verwunderlich, weiß doch jeder, der sich einigermaßen mit dieser Materie vertraut gemacht hat, daß an der Spitze der Weltgesundheitsorganisation führende Vertreter der Pharmaindustrie sitzen und von dort aus ihr schmutziges Gewinnspiel betreiben. Wie pervers müssen die Vertreter der Pharmaindustrie sein, wenn sie Vereine impfgeschädigter Kinder und Eltern mit Geldern sponsern, deren gesundheitliche Schäden sie selbst wissentlich angerichtet haben?

Von Seiten der Gesundheitsämter wird immer mehr Druck auf Eltern mit Vorschulkindern oder gerade schulpflichtigen Kindern ausgeübt. Den

Erziehern in den Kindergärten und Horten wurde nahegelegt, impfunwilligen Eltern massivst das Impfprogramm aufzuschwatzen und die Eltern werden zum Teil unter erheblichem Druck aufgefordert, ihre Kinder zu impfen! Schon seit vielen Jahren biete ich Impfaufklärungsseminare in den Kindergärten, Horten und Schulen an Sogar in einem Waldorfkindergarten wurde ich wieder ausgeladen, nachdem das Thema meines Vortrages bekannt wurde, man muß natürlich berücksichtigen, daß im Elternrat und im Vorstand des Kindergartens viele Schulmediziner saßen.

Meinungs- und Pressefreiheit besitzen wir in Deutschland schon lange nicht mehr, alle Zeitungen und Fernsehanstalten servieren dem Leser und Zuschauer nur noch einen Einheitsbrei von abgekupferten Meinunungen und Berichten. Wagt es jedoch wirklich jemand, aus diesem Sumpf von Korruption auszubrechen, wird er von der Lobby der Multikonzerne zu Tode gehetzt. Im Fernsehen wird nach wie vor für die Impfung plädiert, es ist jedoch besonders auffallend, daß nicht ein Beitrag gesendet wird, der sich kritisch mit den Impfungen und deren Schäden auseinandersetzt!

Die Moderatoren, die fleißig im Fernsehen für Impfungen werben, sind auch nicht ein bisschen mit diesem Thema vertraut, sie haben keine Ahnung, was sie da überhaupt für einen Blödsinn von sich geben, es ist immer nur ein papageienhaftes Nachplappern.

Die Demokratie, so wie ich sie mir vorstelle, scheint in Deutschland völlig abhanden gekommen zu sein. Niemals waren wir so unfrei wie heute, in der ehemaligen DDR wurde jegliche Meinungsfreiheit unterdrückt, und zwar mit Gewalt, das gleiche passiert heute in ganz Deutschland, nur die Mittel sind etwas subtiler.

Deshalb hier und jetzt die dringende Aufforderung an alle Eltern und Erzieher! Fragen sie nach, auch wenn sie sich den Unmut der Ärzte zuziehen, fordern sie die Ärzte auf, ihnen schriftlich zu geben, dass sie für eventuell auftretende Impfschäden zur Verantwortung gezogen werden können.

Kapitel XIV
Hölle, hier ist dein Sieg?

Nicht genug, daß wir Homöopathen uns seit vielen Jahren gegen die Überimpfung unserer Kinder versuchen zur Wehr zu setzen, überschüttet uns seit mehr als 10 Jahren ein Multipharmakonzern der USA mit der süchtigmachenden Droge Ritalin (Methylphenidat).

Diese so gut wie gar nicht geprüfte Droge wird unseren Kindern verabreicht, die unsere gesellschaftliche Norm nicht mehr erreichen. Verhaltensgestörte Kinder, unruhigen oder sonstwie nicht angepassten Kindern wird ohne genaue Diagnosestellung die „Wunderdroge Ritalin" verordnet, und die Welt ist wieder in Ordnung! Jeglichen Schulmedizinern ist es erlaubt, die Droge unseren Kindern zu verschreiben, sogar Zahnärzte! Fast keiner dieser Ärzte ist auch nur im mindesten über diese Droge informiert, ohne auch nur zu ahnen, was sie denn da verordnen, gibt man Kindern dieses lebensgefährliche Medikament!
Niemand klärt die Eltern über die Risiken des Ritalins auf, Nebenwirkungen werden verharmlost oder einfach unter den Tisch gefegt.Es ist schon zu vielen Todesfällen durch die Einnahme von Ritalin gekommen, die Kinder starben an akutem Herversagen. Keiner dieser Fälle drang an die Öffentlichkeit, den Eltern wurde von den Pharmakonzernen Schweigegeld gezahlt.
Es kann auch nicht angehen, dass Lehrer oder Erzieher den Eltern nahe legen, gehen sie mal mit dem Kind zum Arzt und lassen sie was verschreiben, ihr Kind ist sonst nicht mehr tragbar für den Klassenverband oder den Kindergarten. In welch ein Dilemma bringt man die verzweifelten Eltern, wenn ihnen gesagt wird, ihr Kind erreicht sonst das Klassenziel nicht, oder ihr Kind wird zurückgestuft. Die größte Drohung,

die heute über den Köpfen der Eltern wie ein Damoklesschwert schwebt, wenn sie nichts unternehmen, muß ihr Kind auf die Sonderschule! Alles was nicht passt, wird in die Sonderschulen verfrachtet. Lehrer und Erzieher sind keine Therapeuten, sie haben sich nicht in die ärztliche Behandlung einzumischen, sie sind dafür in keiner Weise geschult. Es darf nicht sein, dass auf diese Weise Eltern unter Druck gesetzt werden, sie haben schon genug mit ihrem kranken Kind zu tun, sie brauchen Unterstützung und keine Erpressung. Ich wäre gerne bereit, an den Schulen Seminare über verhaltensgestörte Kinder und Jugendliche zu geben. Niemand will wirklich wissen, was mit den Kindern los ist und in keinem Kindergarten oder einer Schule bekomme ich eine Chance, darüber zu sprechen, deshalb gebe ich schon seit Jahren Seminare in meinen eigenen Schulungsräumen.

Selbstständiges Denken war schon immer die schwierigste Sache von der Welt. Unsere sogenannten auffälligen Kinder stopfen die Schulmediziner skrupellos weiterhin mit Ritalin voll, dann braucht auch niemand mehr auf das Individuum einzugehen, auch der Mensch wird mittlerweile zu einem Einheitsbrei eingestampft, anstatt wir uns bemühen, das Besondere an jedem einzelnen Kind zu sehen und auch zu repsektieren, das ihn krankmachende zu entfernen, ohne seine Persönlichkeit zu verändern oder gar auf immer zu zerstören.

Weitere Wirkungen von Ritalin sind:
Nervosität, Schweißausbrüche, Hochdruckkrisen, Schwindel, Appetitverlust, Sucht und Abhängigkeit, Wachstumsverzögerung, verminderte Gewichtszunahme und sogar Gewichtsverlust. Hinzu kommen motorische Störungen, Verlangsamung, Koordinationsstörungen, aber die schlimmste Wirkung hat das Ritalin auf das kindliche Gehirn!
Es besteht der dringende Verdacht, daß ritalinbehandelte Kinder schon in sehr jungen Jahren an Parkinson erkranken, da Ritalin Auswirkungen auf den Teil des Gehirnes hat, welches Dopamin produziert. Gerade das kindliche Gehirn, was sich noch in der Entfaltung seiner Persönlichkeit befindet, wird unter Umständen irreversibel geschädigt

Wir Homöopathen nehmen diese ritalingeschädigten Kinder ja noch ganz anders wahr, weil wir dieses Kind als Ganzes betrachten.

Ein Ritalin-Kind strahlt unglaubliches Leid aus. Es ist sehr blaß, fast wächsern, feine, dünne Äderchen zeichnen sich bläulich unter der dünnen Haut aus. Wenn das Kind schon länger Ritalin bekam, ist es sehr dünn, die Gliedmaßen sind sehr knochig und fein. Meistens sind diese Kinder auch kleiner als ihre gleichaltrigen Mitschüler.

Seine Bewegungen sind stark eingeschränkt, er bewegt sich wie ein kleiner Roboter. Beim Spielen bei mir im Garten, habe ich bemerkt, daß dem Ritalin-Kind der Orientierungssinn abhanden gekommen ist. Die Kinder spielten Verstecken, dieses Kind war nicht in der Lage, sich auf eine systematische Suche zu begeben. Eine halbe Stunde suchte das Kind immer wieder am selben Platz, es konnte von sich aus den Radius bei seine Suche nicht erweitern.

Mit Ritalin behandlete Kinder sind sehr ängstlich, häufig bemerke ich Gangunsicherheiten, manchmal macht es den Eindruck von Lähmungserscheinungen in den verschiedenen Gliedmaßen. Diese Symptome habe ich bisher nur bei Parkinsonpatienten beobachten können. Natürlich wundere ich micht nicht mehr darübe, weiß ja schon auch jeder Schulmediziner, dass Ritalin Parkinson auslösen kann. Schlafstörungen erheblichen Ausmaßes sind ebenfalls ein Leitsymptom von Ritalin. Schon das Zubettgehen bedeutet für Ritalinkinder eine besondere Pein, weiß doch dieses Kind, jetzt beginnt wieder die Qual des Nichteinschlafenkönnens.

Ritalin bremst nur äußerlich die Motorik der Kinder, innerlich sind diese Kinder nicht so gedämpft. Diese Diskrepanz versetzt ein ritalinbehandeltes Kind unter enormen Druck. Dieses Kind ist eine tickende Zeitbombe, niemand weiß genau, wann es explodiert. Viele jugendliche Amokläufer in den USA wurden jahrelang hochdosiert mit Ritalin behandelt, bis es dann zu diesen unglaublichen Bluttaten kam. Über Jahre angestaute Hassgefühle, wahnsinniger Zorn auf die Menschen, die ihm das Ritalin verabreicht haben, bringen dann so einen Jugendlichen dazu, im Blutrausch sein Leben wegzuwerfen. Man sucht nach Gründen, für solche Verzweiflungstaten, obwohl jedem Schulmediziner bekannt ist, welch schwere Depressionen Ritalin auslöst..

Auch in deutschen Schulen häufen sich solche Verzweiflungstaten und es macht mich wütend und auch verzweifelt, wenn ich sehe, mit welchen unsinnigen Maßnahmen unsere Regierung und die Schulbehörden solchen Amokläufen Einhalt gebieten wollen. Niemand hat begriffen, dass diese Verzweiflungstaten nicht im äußeren zu suchen sind, sondern im Inneren des Kindes oder Jugendlichen brodeln, dass seine Lebensenergie gestört ist, diese Kinder sind nicht mehr in ihrer Mitte, sie fühlen sich von allen hintergangen und verlassen und sie haben große Angst!

Hier einige Ausschnitte einer Pressemitteilung der Drogenbeauftragten Marion Caspers-Mer vom 24.10.2001:Der Verbrauch von Methylphenidat steigt sprunghaft an. Von 1993 bis 2000 ist er laut Bundesopiumstelle auf das 13,6-fache gestiegen und hat sich im Jahr 2000 mit 463 Kg gegenüber 1999 fast verdoppelt.

Im ersten Halbjahr 2001 sind in Apotheken bereits Arzneimittel mit insgesamt 328 Kg Methylphenidat ausgeliefert worden. Wir müsssen also in diesem Jahr wiederum in etwa mit einer Verdopplung gegenüber dem Vorjahr rechnen. Ein großer Teil der Methylphenidat-Verordnungen wird nicht von Kinderärzten oder Kinderpsychiatern vorgenommen, sondern auch vor allem von Hausärzten, aber auch von Laborärzten, HNO-Ärzten, Frauenärzten, Radiologen und sogar von Zahnärzten.

Es werden wissenschaftlich nicht evaluierte Therapieschemata (Hochdosis-Therapie) angewandt. Laut einer Fernsehsendung, die vor einiger Zeit in der ARD gelaufen ist, hat eine Ärztin erklärt, dass sie für Die Diagnose ADHS lediglich ca. 3 Minuten benötige! Schulleiter berichten davon, dass das Mittel auf Schulhöfen verkauft wird und eine gewisse Hilflosigkeit da sei, was die pädagogische Einschätzung der Risiken angeht.Diese Entwicklung müssen wir ernst nehmen und prüfen, ob die Gefahr einer missbräuchlichen Anwendung von Meth‹ylphenidat

besteht und dagegen erforderlichenfalls geeignete Maßnahmen ein-
geleitet werden müssen.

In dieser Pressemitteilung wird aber gar nicht berücksichtigt, wieviel Ritalin über Internet bezogen wird und den Kindern ohne ärztliche Ver-
ordnung einfach verabreicht wird.

Einen weiteren Bericht über das Problem Ritalin fand ich in der Kinder
und Jugendpsychiatrie

Eppendorfer 4/2002 Seite 10.

Überschrift: Ritalin und die Angst vor Parkinson

Immer mehr Verordnungen: DGSP (Deutsche Gesellschaft für soziale
Psychiatrie) fordert Überprüfung und Kontrolle der Vergabepraxis
Köln/Hamburg

Angst vor Langzeitfolgen: Der Fachausschuß Kinder und Jugend der Deutschen Gesellschaft für Soziale Psychiatrie (Ausschußvorsitzende: Char-
lotte Köttgen aus Hamburg) hat an die Jugend- und Gesundheitsmini-
sterInnen sowie alla Ärztekammern und andere Aufsichtsbehörden
appelliert, die Vergabepraxis von Ritalin zu prüfen und zu kontrollieren
und gegebenenfalls zu handeln.

Hintergrund sind Erkenntnisse, wonach als Langzeitfolge von Ritalin-
konsum möglicherweise Erkrankung von Parkinson-Syndrom drohen.
Das Bundesgesundheitsministerium kündigte in einer Antwort noch für
dieses Jahr eine geplante Änderung der Betäubungsmittel-Verschrei-
bungsverordnung an. Dabei ist vorgesehen, einer missbräuchlichen Ver-
ordnung unter anderem durch Einführung einer Spezialqualifikation für
Ärzte als Voraussetzung für Ritalinverordnungen sowie durch verpflich-
tende Behandlungsleitlinien, sowie den Aufbau sogenannter Kompe-
tenzwerke ADHS zu begegnen. Weiterhin heißt es in dem Bericht:

Dabei ist das Medikament, das in der Behandlung von Kindern und
Jugendlichen mit Aufmerksamkeits-Defizit- und Hyperaktivitäts-Störung
eingesetzt wird, womöglich gefährlicher, als bisher angenommen.

In der Zeitschrift"Arbeitstelegramm"(Heft1/2002) hieß es dazu: Die Langzeitfolgen einer Behandlung mit dem Psychostimulans Methylphenidat

(Ritalin, Medikenet) sind unbekannt. Bei jungen Ratten scheint das Amphetamin die Ausreifung des dopaminergen Innervationssystems irreversibel zu behindern. Für Menschen könnte dieser Befund bedeuten, dass die jahrelange Einnahme in einer Zeit, in der sich das Gehirn entwickelt, eine Parkinson-artige erkrankung in höherem Lebensalter begünstigt.

Die DGSP weist zudem auf die Gefahr hin, dass die medikamentöse Behandlung das Erkennen und Beheben der komplexen und überwiegend nicht medizinischen Ursachen für die beobachteten Verhaltensauffälligkeiten- zum Beispiel soziale und häusliche Problemlagen, Fehlernährung, hoher Medikamentenkonsum oder fehlende Bewegung- erheblich erschweren könne.

Als mögliche Langzeitfolgen werden zudem Leberschäden sowie Suchtentwicklung erwähnt. So werde auf den Schulhöfen bereits mit Ritalin gehandelt! Als „Befürworter" kritisiert die DGSP „eine Allianz zwischen einigen Eltern, Lehrern und Ärzten/Herstellern, Selbsthilfe- und/oder Ärzte-Gruppen (Hambur)" die von den Herstellern dieser Medikamente mit Geld gesponsert würden.

Wegern der Spätfolgen würden in den USA bereits Sammelklagen gegen den Hersteller laufen. Renommierte Anwaltskanzleien in Kalifornien und New Jersey werfen dem Pharmakonzern vor, er habe Psychiatriepfrofessoren und Forschungsinstituten mit Geldmitteln des Pharmakonzerns geködert" und diese hätten wiederum mit der „Amerikanischen Psychiatrischen Vereinigung konspiriert, damit sie die Krankheit „Aufmerksamkeitsdefizitstörung" erfanden, zitiert die DGSP aus einem Bericht der Zeit.

Der DGSP-Fachausschuß fordert nun unter anderem: Die Vergabe von Ritalin- gemäß dem Betäubungsmittelgesetz strengen Kontrollen zu unterziehen, alternative Hilfen zu fördern und in die (Langzeit-) Untersuchungen einzubeziehen. Zum Beispiel: Angebote wie Sport, Kunst, Psychomotrik, intekrative (Vor-) schulische und soziale (auch therapeutische) Unterstützung, Elternarbeit.

Aus homöopathischer Sicht ist die Situation für ritalinbehandelte Kinder und Jugendliche als wesentlich bedrohlicher einzustufen! Unsere Kinder sind viel kränker und angeschlagener als die Kinder vor 50 Jahren. Die miasmatische Belastung, d. h. die Belastung ererbter und dadurch sehr verstärkter Krankheiten hat größere Auswirkungen auf unsere Kinder als die Schulmedizin sich eingestehen möchte.

Im Klartext heißt das, unsere Kinder kommen zum Teil schon sehr krank zur Welt, abet anstatt sich ihr Organismus durch Selbstheilung stabilisieren kann, werden sie zu Krüppeln geimpft, ihre Zellen werden durch haufenweises Sonographieren gekocht und zerstört.

Dann kommen die Kinder in den Kindergarten, Vorschulkindergarten und Schule. Hier beginnt oftmals der Teufelskreis, aus dem es für die Kinder und Eltern kein Entrinnen mehr gibt! Meiner Schätzung nach sind mittlerweile schon 60% unserer Kinder für Erzieher und Lehrer stark auffällig.Niemand fragt sich wieso, und so werden die Eltern dazu aufgefordert, etwas gegen die Unruhe der Kinder zu unternehmen! Dabei ist in diesem Alter das Impfprogramm abgeschlossen und die Zerstörung vormals gesunder Kinder hat schon ihren Lauf genommen.

Aber Gott sei Dank gibt es ja die wunderbare Droge Ritalin aus den USA! Welch ein Glück, daß die amerikanische Pharmaindustrie immer schon so weit vorausschauend genügend Ritalin produziert hat, um die halbe Welt in Starre und Lähmung von Körper Geist und Seele versinken zu lassen! Mit Hilfe dieser ach so gepriesenen Droge können wir nun endlich unseren Kindern und Jugendlichen den letzten Rest verpassen. Wir machen aus unseren Kindern willenlose kleine Zombies, aber sie stören nicht weiter den Unterricht oder strapazieren über Gebühr die Nerven ihrer Eltern.

Vor allen Dingen sind sie dann angeblich keine Außenseiter mehr , sind hübsch angepasst in unserer unfreien und undemokratischen Gesellschaft und können somit zu einem unkritischen, angepassten und somit für unsere heutige kranke Gesellschaft ein wertvolles, weil kritikloses Teil der formlosen Masse werden!

Der Tod ist sicher, nicht der Stunde, wann.
Das Leben kurz, und wenig komm ich weiter;
den Sinnen zwar scheint diese Wohnung heiter,
der Seele nicht, sie bittet mich; stirb an.
Die Welt ist blind, auch Beispiel kam empor,
dem bessere Gebräuche unterlagen;
das Licht verlosch und mit ihm alles Wagen;
das Falsche frohlockt, Wahrheit dringt nicht vor.
(Michelangelo)

Schlusswort

Ich hätte dieses Buch nicht schreiben können, gäbe es keine Heilungschancen für Menschen mit diesen verschiedenen Traumen und medizinischen Mißhandlungen! Auch der Künstlerin Annegret Schmelzer, die die meisten Bilder zu den verschiedenen Mittelbildern gemalt hat, ist es sehr schwer gefallen, sich mit diesen zum Teil doch sehr tiefen und grausamen Störungen der einzelnen Mittelbilder auseinander zu setzen. Die homöopathische Behandlung ist eine riesengroße Chance wieder heil zu werden, an Körper, Geist und Seele!

Wir Homöopathen müssen uns gegen das unsinnige Impfprogramm zur Wehr setzen, Ritalin muß vom Markt genommen werden, Eltern und Erzieher müssen aufgeklärt werden über die Risiken von chemischen Keulen, wir können die Menschen nicht heilen, indem wir Symptomunterdrückung betreiben.

Auch die Schulmediziner fordere ich auf, sich nicht kritiklos den Vorgaben der pharmazeutischen Industrie zu beugen, sondern sich kritisch auseinander zu setzen, mit dem , was seit Jahren Standard ist in der schulmedizinischen Ausbildung. Auch sie sollten den Mut haben sich der Homöopathie zu öffnen und sie vor allen Dingen nicht als Spinnerei abzutun.

Richtig angewandt, könnte die Klassische Homöopathie die ganze Welt verändern, denn sie ist in allen Dingen anwendbar, nicht nur in der Behandlung von Menschen. Unsere ganze Umwelt könnte von ihr profitieren. Aber wie in allen Bereichen der Medzin, kann die Homöopathie nur so gut sein, wie ihr Anwender es zuläßt. An dieser Stelle möchte ich auch noch einmal vor der Selbstbehandlung mit vor allen Dingen homöopathischen Hochpotenzen warnen.

Die Behandlung von Krankheiten mit homöopathischen Mitteln gehört in die Hände eines erfahrenen Homöopathen und nicht in die Hände von Laien. Unsachgemäß angewandte Homöopathie kann genau so unterdrückend wirken wie die schulmedizinische Behandlung!

An dieser Stelle möchte ich es noch einmal betonen, Schulmedizin und Homöopathie ist gleichzeitig nicht anwendbar, Schulmediziner die homöophathiesch Schnupfenmittel und dergleichen verordnen, aber bei schwereren Erkrankungen dann doch zu Antibiotikas und Schmerz- und Entzündungsmitteln greifen, verstoßen gegen das Gesetz der Klassischen Homöopahtie und dürfen sich nicht Homöopathen nennen! Bei solch einer Mischbehandlung wird die Homöopathie verwässert und im wahrsten Sinne des Wortes verunreinigt, was letztendlich immer mit dem Niedergang der reinen Klasssichen Homöopathielehre bezahlt wurde. Im Moment schwebt die Homöopathie auf einer Welle des Erfoges, dies birgt die Gefahr in sich, daß sich ihr viele Humbugpathen anschließen, um vom vermeintlichen Boom eine Scheibe abzubekommen. Diese Pseudohomöopathen werden aber bald merken, daß ein großes Maß an Können, an Verzicht und jahrelangen Studien und eine unermüdliche Arbeit dazu nötig ist, um erfolgreich und vor allen Dingen heilsam das homöopathische Simile verordnen zu können.

Meinen vielen Patienten möchte ich an dieser Stelle Dank sagen, daß sie den Mut haben, sich mir anzuvertrauen, und sich häufig verteidigen müssen, weil sie einen außergewöhnlichen Weg beschreiten. Liebe Patienten, sie haben mich immer wieder bestärkt, meinen steinigen Weg zu gehen, mit ihrer Unterstützung und Liebe ist es mir leichter gefallen!Danke!

Nur die Liebe,
die das Vertrauen und die Güte
zum Nächsten in sich trägt, wird die Welt verwandeln.
(Nicodemus)

Literaturhinweis

Dhammapada

Herbert Fritsche, die Erhöhung der Schlange

Constantin Hering, das Hering`sche Heilgesetz

Johann Wolfgang Göethe, Faust

C. G. Jung

G. Vithoulkas

John Milton, das verlorene Paradies (17. Jahundert)

Die Bibel, altes Testament

Hermann Hesse

Baudelaire, Die Blume des Bösen

Novalis

Rainer Maria Rilke

Michelangelo

Nicodemus

Dr. med. Gerhard Buchwald

Impfen, das Geschäft mit der Angst

Harris L. Coulter

Impfungen, der Großangriff auf Gehirn und Seele

F. und S. Delarue

Impfungen, der unglaubliche Irrtum

Joachim F. Grätz

Sind Inpfungen sinnvoll?

Hans Ruesch

Die Pharma Story, der große Schwindel

Viera Scheibner

Impfungen, Immunschwäche und plötzlicher Kindstod